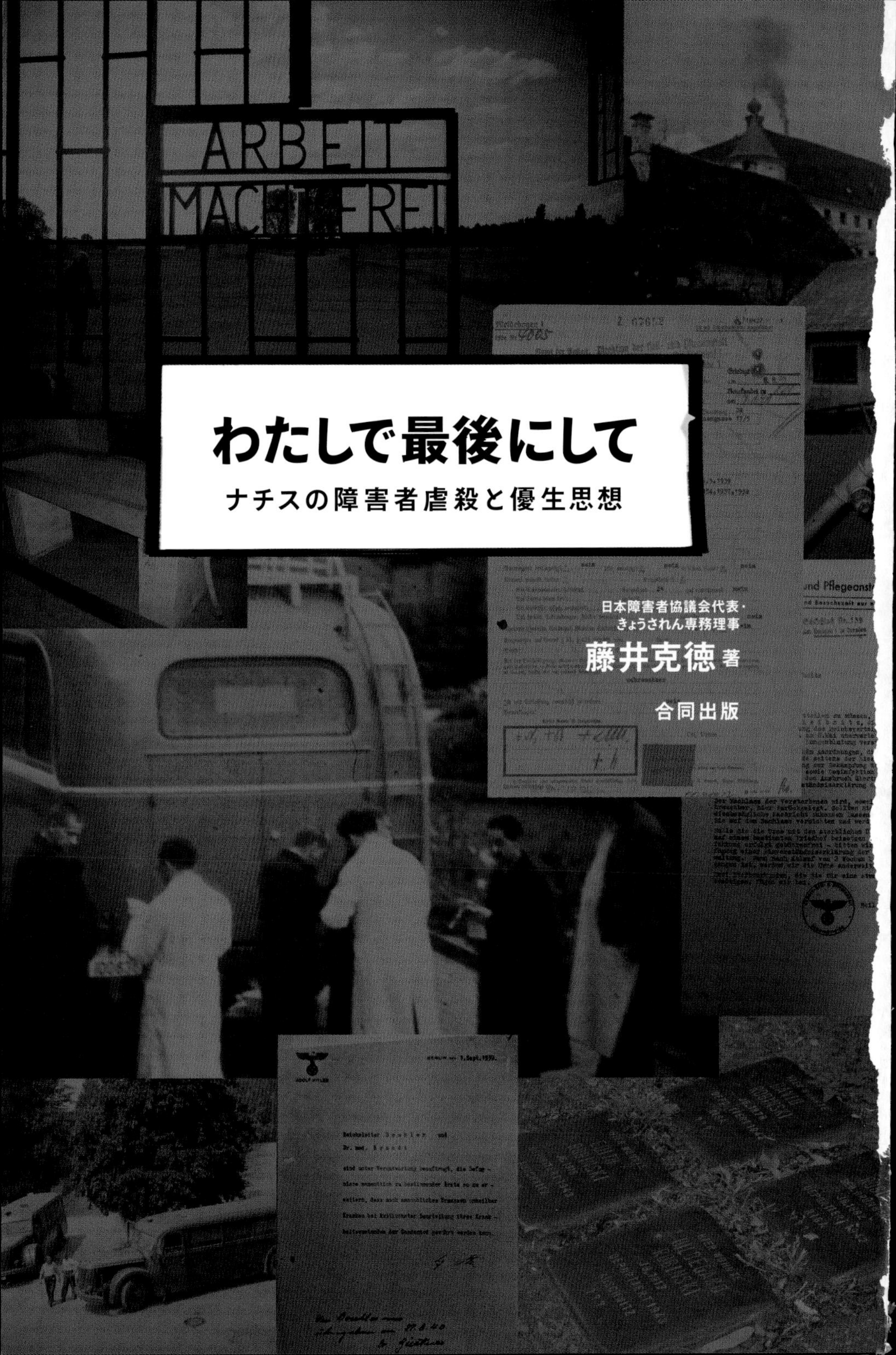

わたしで最後にして

ナチスの障害者虐殺と優生思想

日本障害者協議会代表・
きょうされん専務理事
藤井克徳 著

合同出版

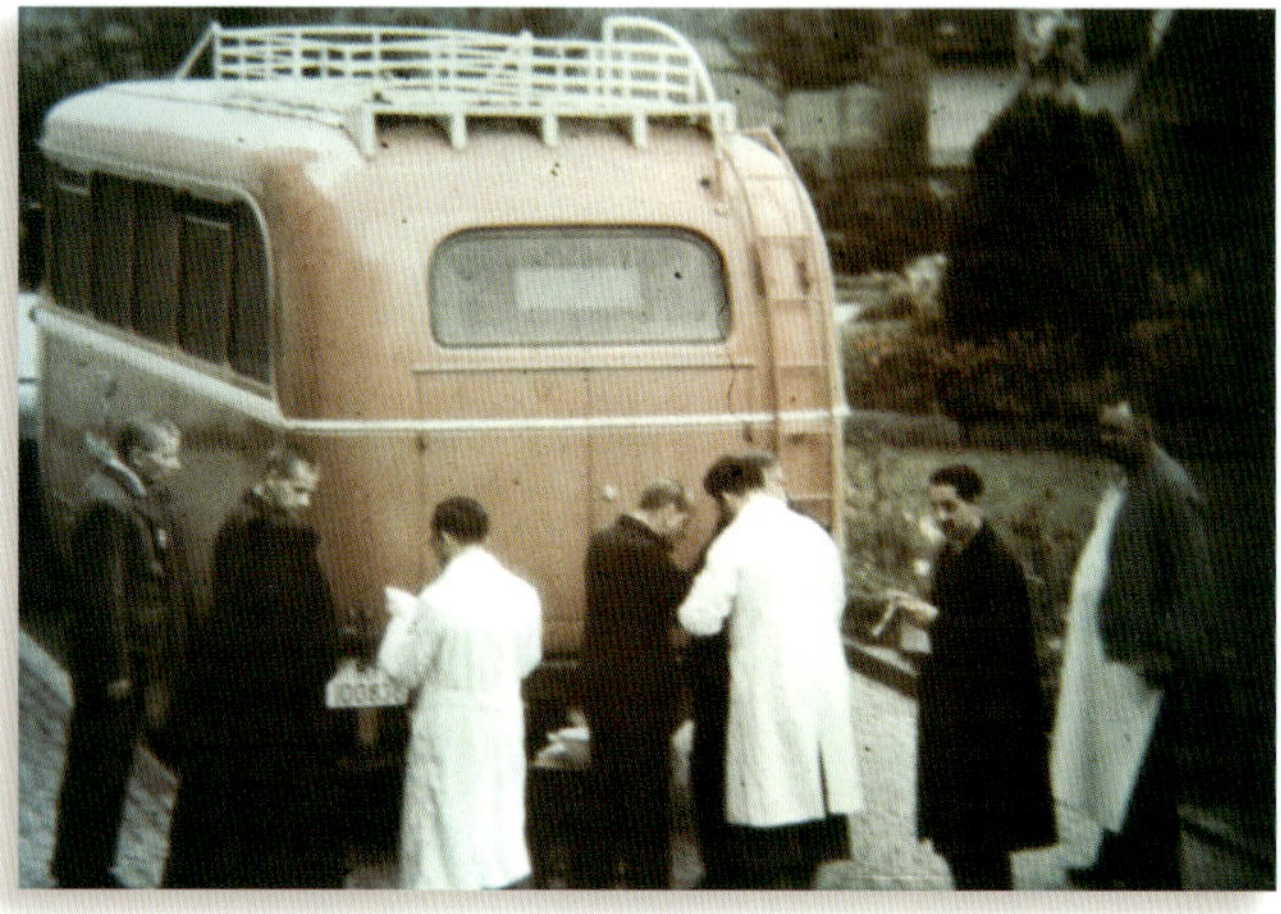

©Archiv der Stiftung Liebenau

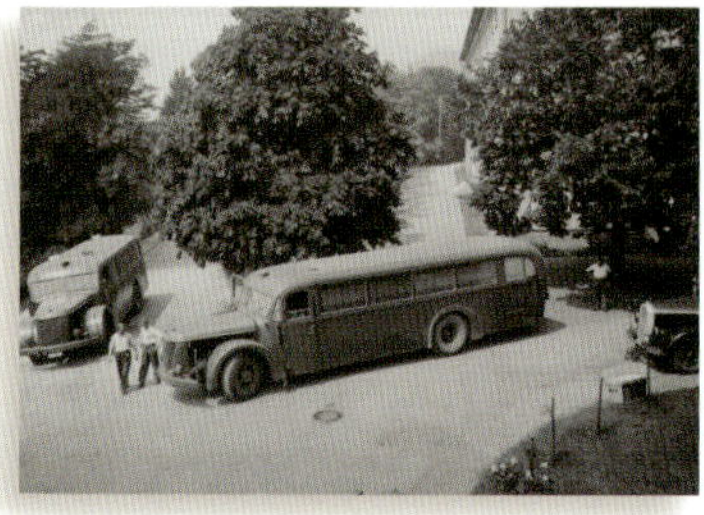

©HHStAW Abt. 3008/
1-Allgemeine Bildersammlung-Nr. 1012

障害者たちを乗せたバス

「T4作戦」で障害者たちを殺害施設に連れていくために使われた。殺害施設の近隣住民は、障害者の乗ったバスがどこに向かうのか知っていた。ハダマー施設の近辺では子どもたちが「また殺人バスだよ。」とよく噂していた。

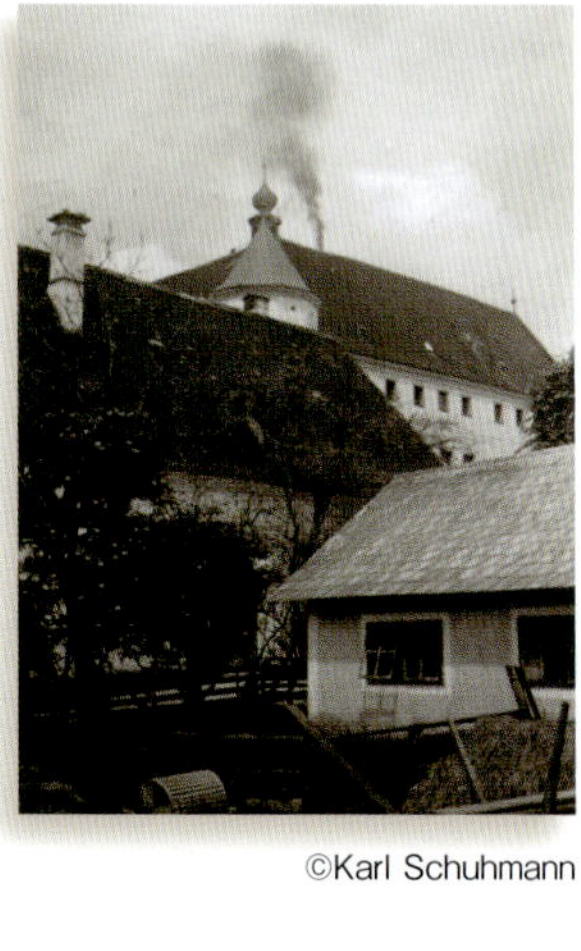

©Karl Schuhmann

ハルトハイム殺害施設

ハルトハイム殺害施設の煙突から上がっている煙。これを撮影したカメラマンは反ナチスのキリスト教組織に属していた。この組織の農場が、ハルトハイム施設からほんの路地一筋隔てたところにあった。

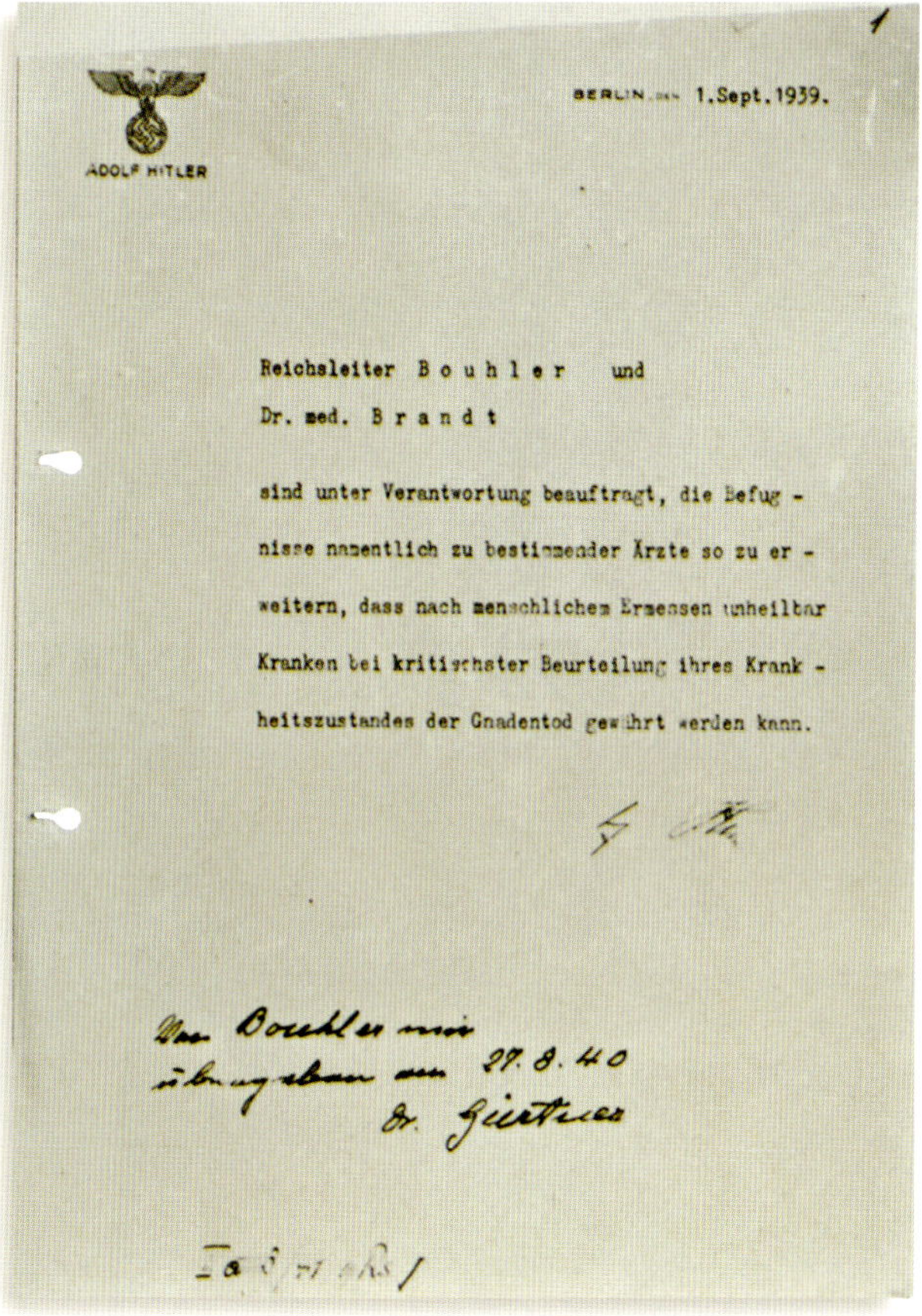

1

ADOLF HITLER

BERLIN, DEN 1.Sept.1939.

Reichsleiter B o u h l e r und

Dr. med. B r a n d t

sind unter Verantwortung beauftragt, die Befug - nisse namentlich zu bestimmender Ärzte so zu er - weitern, dass nach menschlichem Ermessen unheilbar Kranken bei kritischster Beurteilung ihres Krank - heitszustandes der Gnadentod gewährt werden kann.

Von Bouhler mir übergeben am 27.8.40 Dr. Gürtner

©Bundes-Archiv,RJM R3001 Bd. 24209

アドルフ・ヒトラーの命令書

〈抜粋〉ナチ総統府長官ボウラー、医師ブラントに、治癒の見込みがないほど病状が重いと判断される場合、その患者の病状に関して厳格に鑑定をした上で、特別に指名された医師に、自らが置かれている悲惨な境遇から彼らを救済（殺害）する裁量を許可する権限を与える。

このヒトラーの個人的な便箋の覚え書きは、ヒトラーによる殺害命令書として唯一現存するもの。日付は戦争開始時にさかのぼって有効とされ、これが「安楽死」施行の根拠となった。法律家も1945年以降は自己弁護のためにこの覚え書きを引用した。

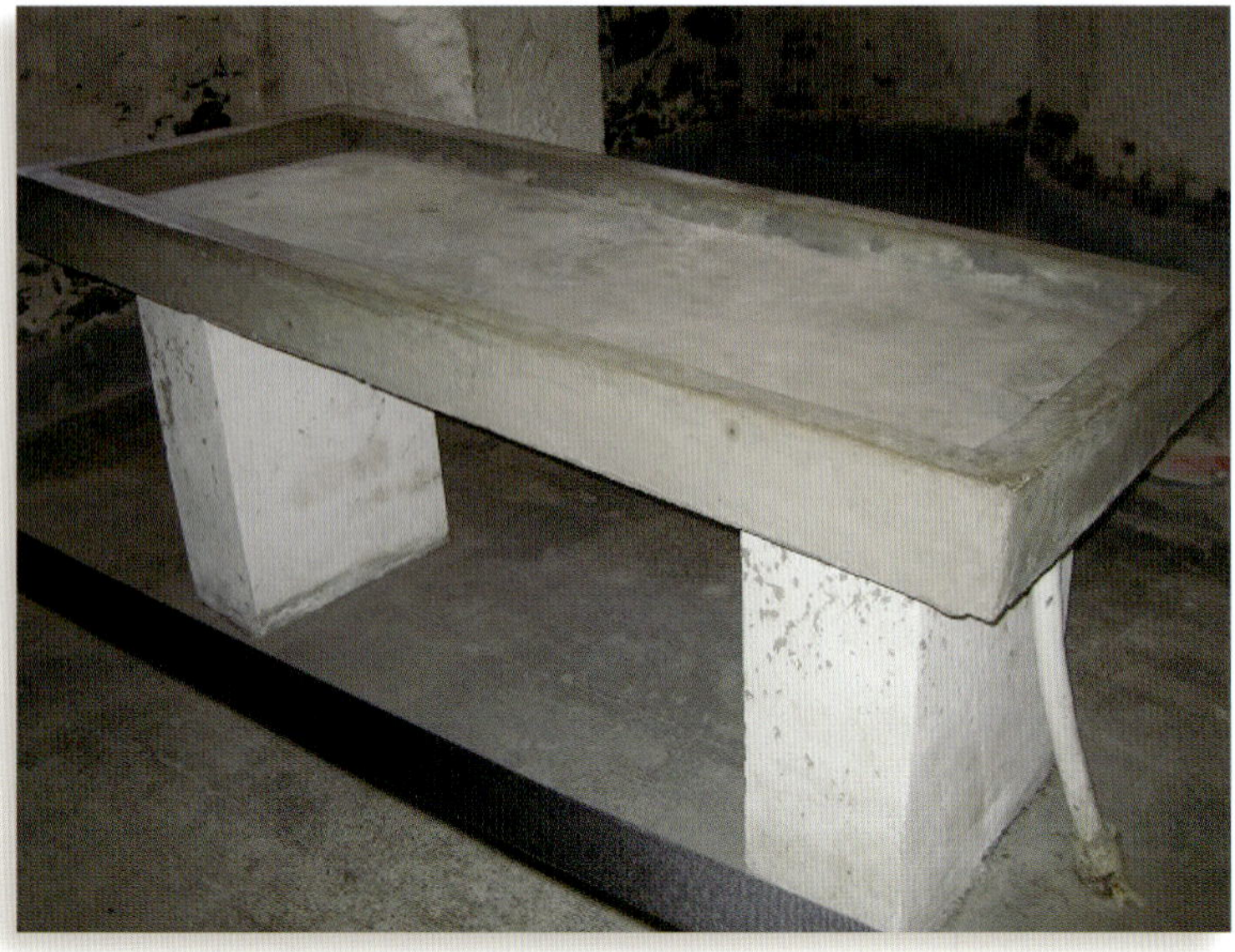

ハダマーの施設内にある石の解剖台

障害のある人がガス室で絶命したあと、ここに横たえられ、金歯が抜かれたり、標本用の臓器の摘出がおこなわれたりした。

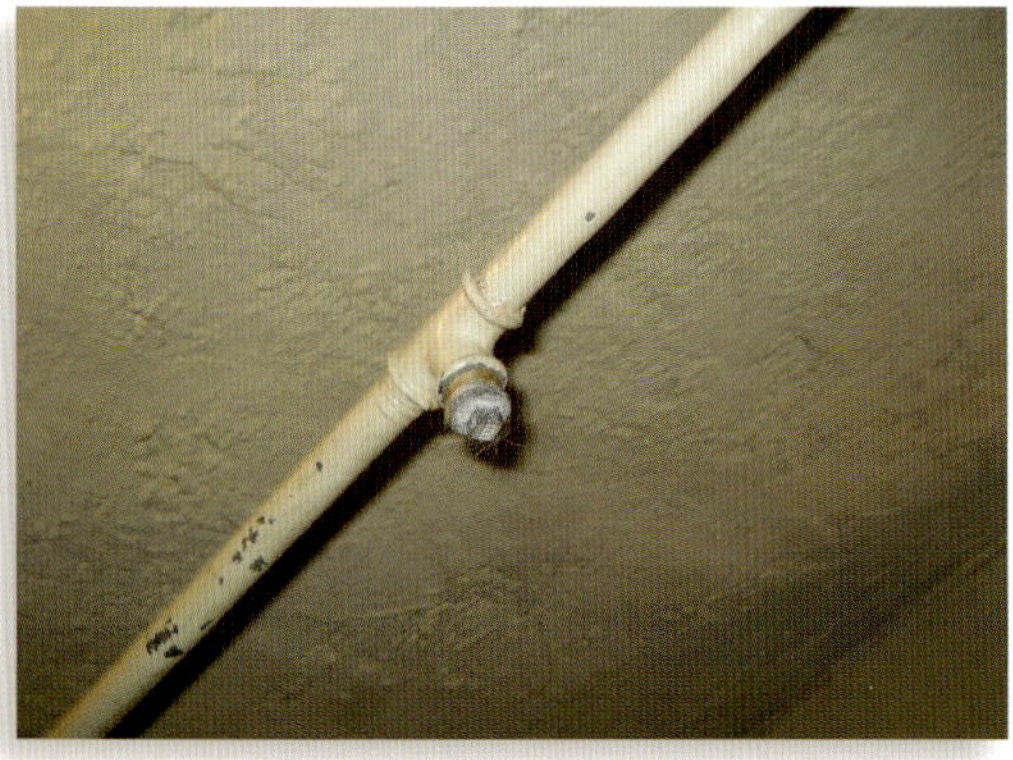

見せかけの
シャワーヘッド

ハダマーの施設内にある配管とシャワーヘッド。実際に水は出ないが、障害のある人たちをだますために見せかけでつくられた。

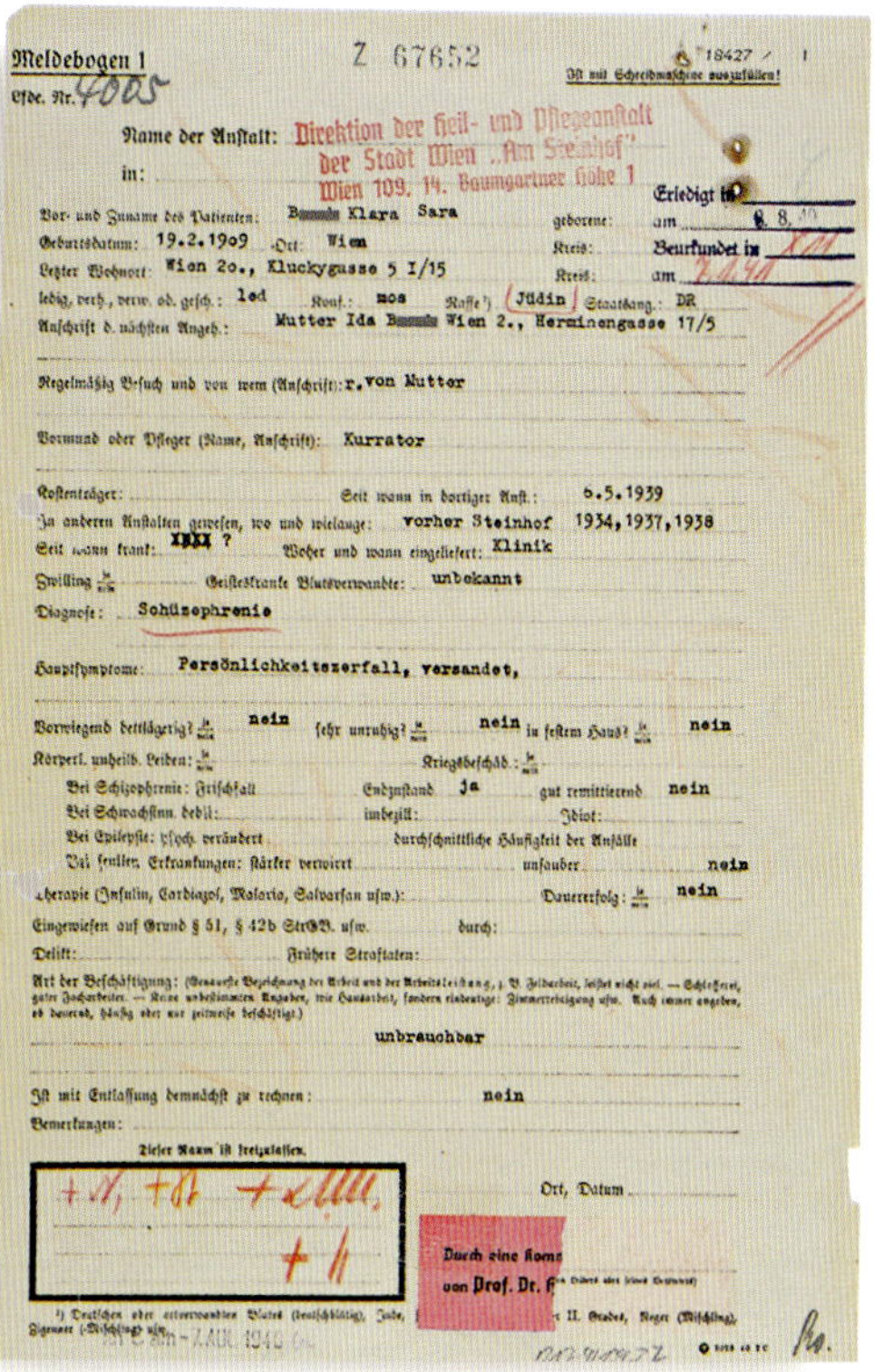

Meldebogen 1 Z 67652 18427 / 1
Ist mit Schreibmaschine auszufüllen!
Lfde. Nr. 4005
Name der Anstalt: Direktion der Heil- und Pflegeanstalt der Stadt Wien „Am Steinhof" Wien 109. 14. Baumgartner Höhe 1
in:
Erledigt in:
Vor- und Zuname des Patienten: [redacted] Klara Sara geborene: am 8. 8. 40
Geburtsdatum: 19.2.1909 Ort: Wien Kreis: Beurkundet in XIII
Letzter Wohnort: Wien 2o., Kluckygasse 5 I/15 Kreis: am
ledig, verh., verw. od. gesch.: led Konf.: mos Rasse¹): Jüdin Staatsang.: DR
Anschrift d. nächsten Angeh.: Mutter Ida [redacted] Wien 2., Herminengasse 17/5
Regelmäßig Besuch und von wem (Anschrift): r. von Mutter
Vormund oder Pfleger (Name, Anschrift): Kurrator
Kostenträger: Seit wann in dortiger Anst.: 6.5.1939
In anderen Anstalten gewesen, wo und wielange: vorher Steinhof 1934, 1937, 1938
Seit wann krank: XXXX ? Woher und wann eingeliefert: Klinik
Zwilling ja/nein Geisteskranke Blutsverwandte: unbekannt
Diagnose: Schüzephrenie
Hauptsymptome: Persönlichkeitszerfall, versandet,
Vorwiegend bettlägerig? ja/nein nein sehr unruhig? ja/nein nein in festem Haus? ja/nein nein
Körperl. unheilb. Leiden: ja/nein Kriegsbeschäd.: ja/nein
Bei Schizophrenie: Frischfall Endzustand ja gut remittierend nein
Bei Schwachsinn: debil: imbezill: Idiot:
Bei Epilepsie: psych. verändert durchschnittliche Häufigkeit der Anfälle
Bei senilen Erkrankungen: stärker verwirrt unsauber nein
Therapie (Insulin, Cardiazol, Malaria, Salvarsan usw.): Dauererfolg: ja/nein nein
Eingewiesen auf Grund § 51, § 42b StrGB. usw. durch:
Delikt: Frühere Straftaten:
Art der Beschäftigung: (Genaueste Bezeichnung der Arbeit und der Arbeitsleistung, z. B. Feldarbeit, leistet nicht viel. — Schlosserei, guter Facharbeiter. — Keine unbestimmten Angaben, wie Hausarbeit, sondern eindeutige: Zimmerreinigung usw. Auch immer angeben, ob dauernd, häufig oder nur zeitweise beschäftigt.)
unbrauchbar
Ist mit Entlassung demnächst zu rechnen: nein
Bemerkungen:
Dieser Raum ist freizulassen.
+ ... + ... + ...
+ ...
Ort, Datum
Durch eine Komm... von Prof. Dr. ...
¹) Deutschen oder artverwandten Blutes (deutschblütig), Jude, ... II. Grades, Neger (Mischling), Zigeuner (Mischling) usw.

©ドイツ連邦公文書館、BArch　R 179/18427

「T4作戦」のために記入された登録カード

1939年10月から内務省（「T 4作戦」本部所管）より治療介護施設に登録カードが送られ、多くは医師や管理者がそれに記入した。

特定の診断名(統合失調症、てんかん、知的障害など)がついているすべての患者、5年以上施設入所している患者、ドイツ人またはその血縁以外の者、裁判所で施設入所が決定された触法障害者などが登録された。

記入された登録カードは3人の鑑定人と鑑定責任者に送られ、鑑定人は殺害実行の判断をプラスサイン("+")で示した。

これらの登録カードに基づいて、誰がガス毒殺されるべきかを判断した。7万人以上の殺害にあたり、鑑定人が事前に犠牲者に会うことはほとんどなかった。

施設管理者の多くが、手のかかる患者（障害者）については、就労の可能性を基準に、最悪の待遇（殺害）に置かれるのだろうと予測がついた。登録カードの目的が知られるようになると、キリスト教関連の施設を中心に協力を拒むところも出始めた。このような場合は「T4作戦」組織の医師が施設を訪れ、現地で患者（障害者）を選別した。

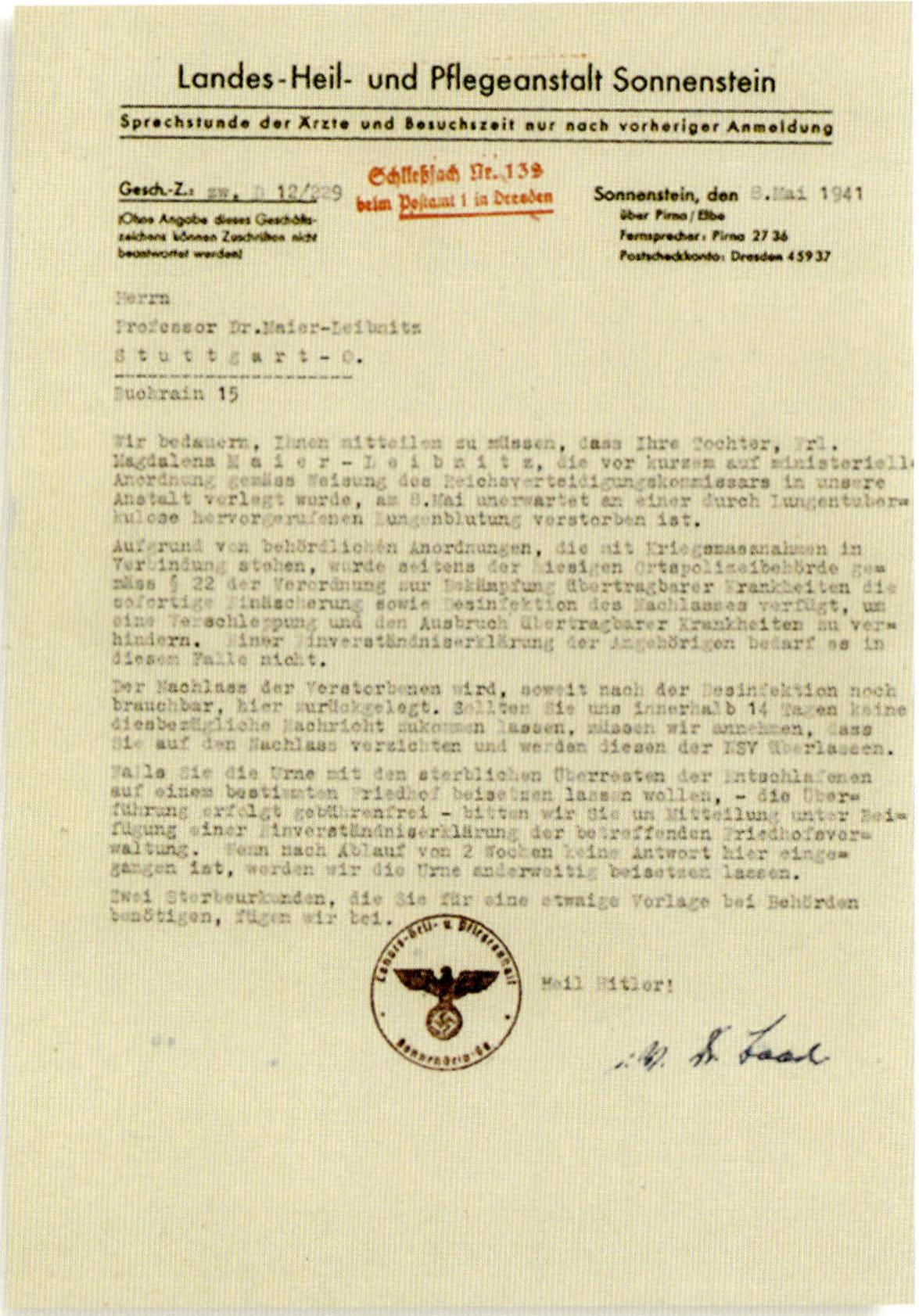

Landes-Heil- und Pflegeanstalt Sonnenstein

Sprechstunde der Ärzte und Besuchszeit nur nach vorheriger Anmeldung

Geschl.-Z.: zw. D 12/229
(Ohne Angabe dieses Geschäftszeichens können Zuschriften nicht beantwortet werden)

Schließfach Nr. 139
beim Postamt 1 in Dresden

Sonnenstein, den 8. Mai 1941
über Pirna / Elbe
Fernsprecher: Pirna 27 36
Postscheckkonto: Dresden 459 37

Herrn
Professor Dr. Maier-Leibnitz
S t u t t g a r t - O.
Buchrain 15

Wir bedauern, Ihnen mitteilen zu müssen, dass Ihre Tochter, Frl. Magdalena M a i e r - L e i b n i t z, die vor kurzem auf ministerielle Anordnung gemäss Weisung des Reichsverteidigungskommissars in unsere Anstalt verlegt wurde, am 8. Mai unerwartet an einer durch Lungentuberkulose hervorgerufenen Lungenblutung verstorben ist.

Aufgrund von behördlichen Anordnungen, die mit Kriegsmassnahmen in Verbindung stehen, wurde seitens der hiesigen Ortspolizeibehörde gemäss § 22 der Verordnung zur Bekämpfung übertragbarer Krankheiten die sofortige Einäscherung sowie Desinfektion des Nachlasses verfügt, um eine Verschleppung und den Ausbruch übertragbarer Krankheiten zu verhindern. Einer Einverständniserklärung der Angehörigen bedarf es in diesem Falle nicht.

Der Nachlass der Verstorbenen wird, soweit nach der Desinfektion noch brauchbar, hier zurückgelegt. Sollten Sie uns innerhalb 14 Tagen keine diesbezügliche Nachricht zukommen lassen, müssen wir annehmen, dass Sie auf den Nachlass verzichten und werden diesen der NSV überlassen.

Falls Sie die Urne mit den sterblichen Überresten der Entschlafenen auf einem bestimmten Friedhof beisetzen lassen wollen, - die Überführung erfolgt gebührenfrei - bitten wir Sie um Mitteilung unter Beifügung einer Einverständniserklärung der betreffenden Friedhofsverwaltung. Wenn nach Ablauf von 2 Wochen keine Antwort hier eingegangen ist, werden wir die Urne anderweitig beisetzen lassen.

Zwei Sterbeurkunden, die Sie für eine etwaige Vorlage bei Behörden benötigen, fügen wir bei.

Heil Hitler!

1941年5月8日付
ピルナ・ゾンネンシュタイン殺害施設からの偽りの「慰めの手紙」

〈抜粋〉第三帝国国防軍政治委員の指導のもと、政府の命により、最近我々の施設に移送されてきたあなた方の娘、マグダーレン・マイヤー・ライプニッツが、肺結核による出血で5月8日に予期せず亡くなられたことを残念ながらご報告申さねばなりません。官命に従って、地域警察の権限において彼女の遺体は速やかに火葬され、遺品は消毒されました。

「T4 作戦」の組織の事務官たちは、犠牲者の家族らに対し、一通一通違うものに見えるように装った上で、何万通もの偽りの死亡通知（「慰めの手紙」）を出した。

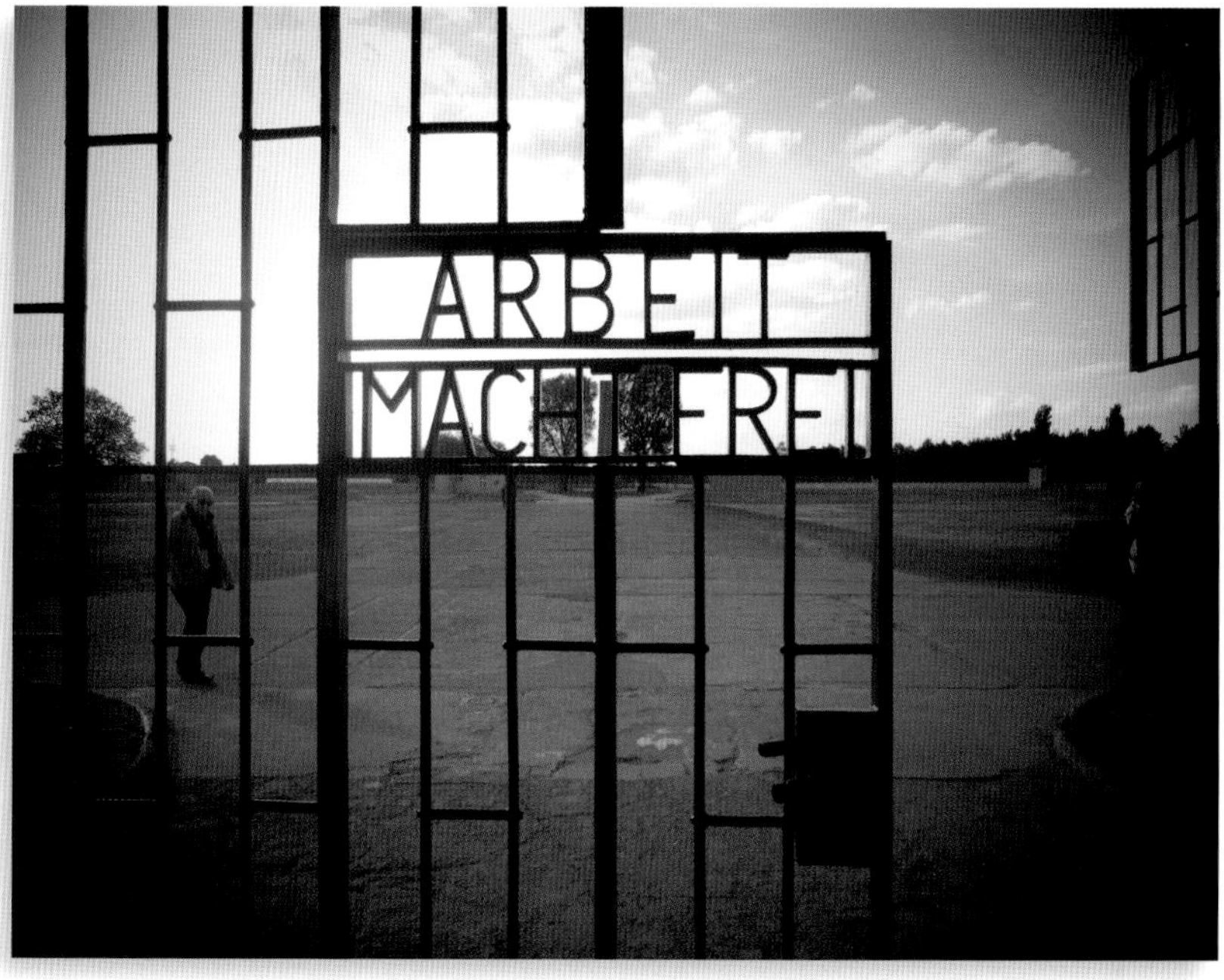

ザクセンハウゼンの門

「ARBEIT MACHT FREI」は働けば自由になれるの意味。この言葉はナチス政権が収容所のスローガンに用いたことで知られるようになった。アウシュヴィッツなどほかの強制収容所にも同様の文字が用いられている。

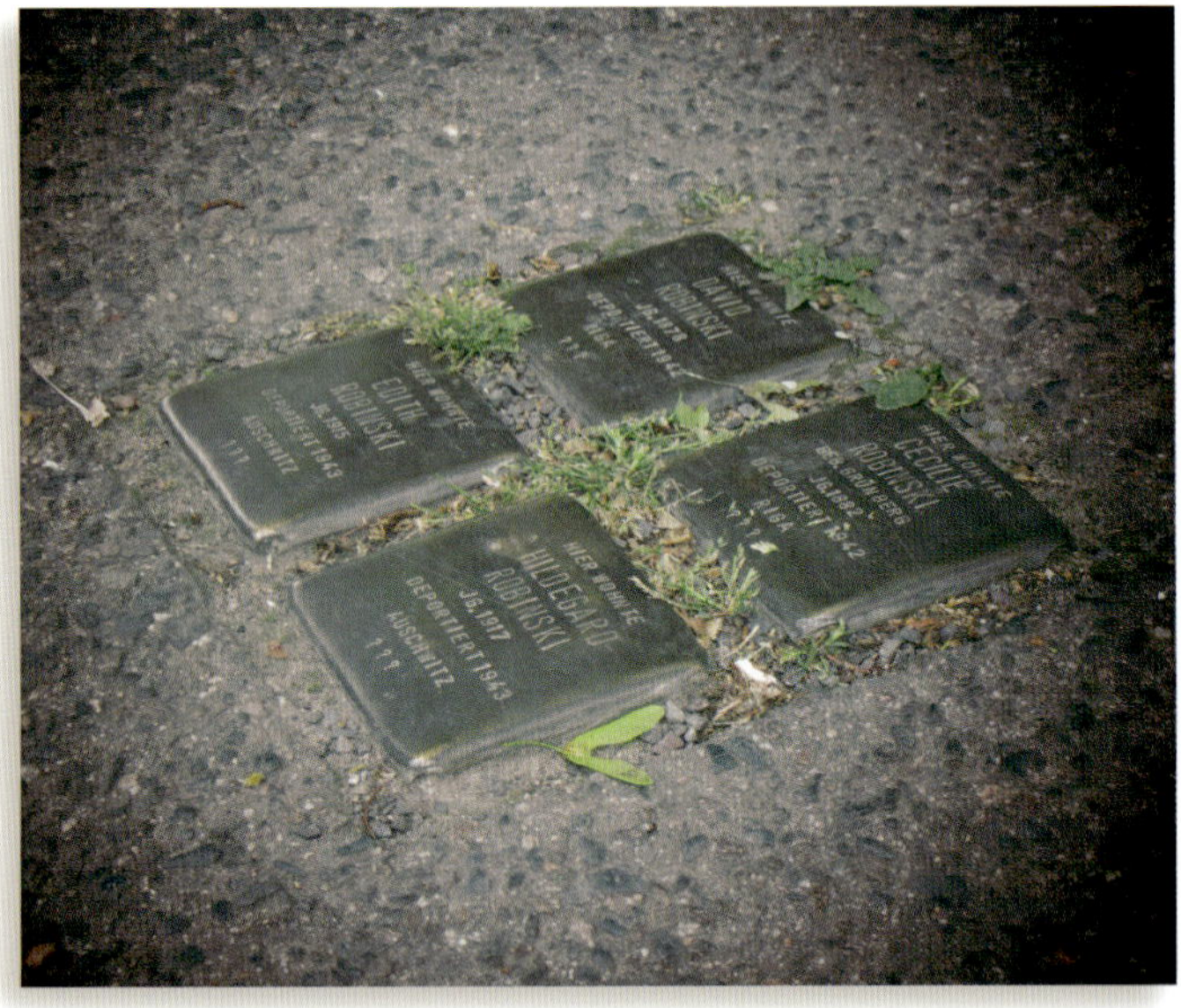

つまずきの石

ナチス政権によって強制収容所に連行されたユダヤ人らを思いおこすために、犠牲者のかつての住居前の路上に埋められた銅板でできている敷石。10cm四方ほどの大きさで、路面から5mmほど浮き出ている。これに犠牲者の氏名や生年、殺害された年が記されている。ベルリン生まれの芸術家が、ホロコーストによる犠牲者の存在を忘れまいと始めた敷設運動。

わたしで最後にして

ナチスの障害者虐殺と優生思想

この本を手にしたあなたへ

はじめまして。まずは、この本を手にしていただいたことに感謝します。そして、お会いできたことをとてもうれしく思います。

早速ですが、この本を書いた目的を述べます。２つあります。１つは、障害のある人の重くつらい過去に正面から向き合うことです。そして、障害のある人も共に、誰もが安心と希望を持てる社会をたぐり寄せるにはどうすればいいのか、このことを一緒に考えることがもう１つの目的です。

前段にあげているのは、障害のある人の過去についてです。ここではナチス・ドイツによるT４作戦という史実をもとに、優生思想の恐ろしさを紹介します。遺伝の領域と結びつく優生思想ですが、その基本は、「強い人だけが残り、劣る人や弱い人はいなくてもいい」という考え方です。この優生思想、けっして過去の話ではありません。私たちの日本社会にも深く潜み、いまもときどき頭をもたげるのです。

たとえば「重度障害者は生きていても仕方がない。安楽死させたほうがいい」とした２０１６年７月の「やまゆり園事件」も、この優生思想と深く関係があります。

また、被害者の勇気のある訴訟で一気に浮上した、日本の優生保護法の下での強制不妊手術の問題や、後を絶たない為政者による障害のある人やセクシャルマイノリティの人たちを傷つける発言も優生思想が生きている証拠です。

大規模な自然災害や経済不況などで社会がバランスを崩したとき、決まって障害のある人に被害や影響が集中します。障害のある人とない人との暮らしぶりの格差は、いっこうに埋まりません。これらも優生思想と無縁ではなさそうです。

障害のある人だけではなく、弱い立場にある人の大半が生きづらさを感じたり、目にあまる格差社会や不寛容社会が進行していること、聞くにたえないヘイトスピーチなども優生思想が影響しているのです。

過去の障害者に対する凄惨な出来事や優生政策の問題点を押さえたうえで、次に考えてほしいテーマが、優生思想にどう向き合うかです。このことは、そのままこの本のもう１つの目的であるすべての人の安心と希望をたぐり寄せることにつながります。この本には、向き合ううえでの大切なことがらをできるだけ掲げたつもりです。一緒に考えましょう。

この本が、友だちや学校のことを、社会のことを、自身の生き方を考えるうえで、少しでも参考になればうれしいです。

２０１８年９月１日

藤井克徳

もくじ

第3章 優生思想は多くの国々で、私たちの日本でも

第4章 優生思想に対峙する障害者権利条約

第5章 「やまゆり園事件」と障害のある人のいま

第6章　私たちにできること

第1章

オットー・ヴァイトとの出会い

それは偶然だった

この本では、あまりに重いテーマを取り上げることになります。ウォーミングアップするつもりで、私がなぜ「ナチス・ドイツと障害者」に出会うことになったのか、ここから話を始めることにしましょう。

私が「ナチス・ドイツと障害者」に関心を寄せるまでには、ちょっとしたいきさつがありました。

それは偶然とも言えるものでした。きっかけはドイツ人のオットー・ヴァイト*との出会いです。ヴァイトは、第二次世界大戦が終わった直後の1947年に亡くなっている人物で、直接会ったわけではありません。

自身も視覚障害だったヴァイトは、ヒトラーが政権を握った3年後の1936年、ベルリン市内に障害のある人のためのほうきとブラシづくりの作業所を開きました。ナチスによる障害者、ユダヤ人などへの迫害がひどくなると、その作業所は、視覚障害や聴覚障害がある大勢のユダヤ人を雇い、かくまいました。

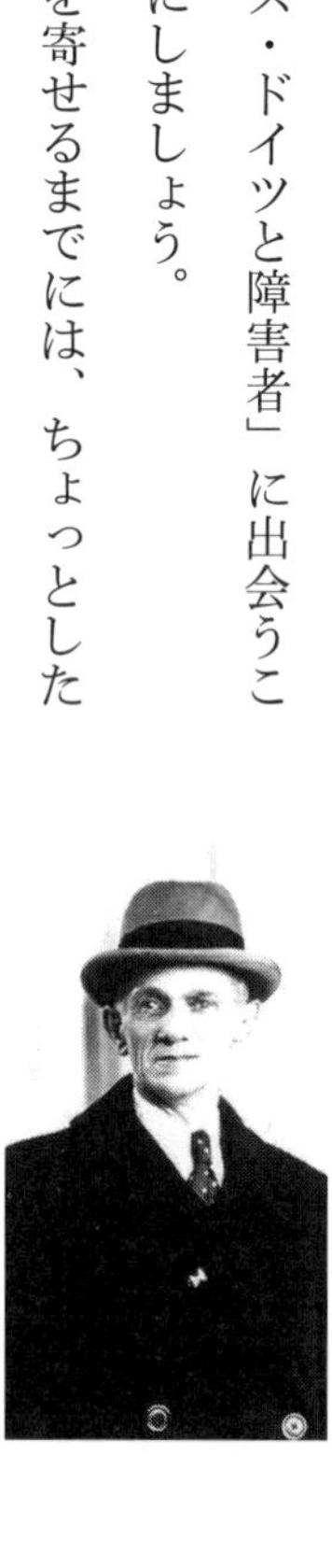

＊オットー・ヴァイト：1883～1947年。ドイツ生まれ。第一次世界大戦に従軍。平和主義だったヴァイトは前線で戦うことを嫌い、衛生兵を志願。第一次世界大戦後、ベルリンで視覚障害者や聴覚障害者を対象とした、ほうきとブラシを製造するための作業所を開設。この頃、目の状態はだいぶ悪化しほとんど見えなくなっている。第二次世界大戦後、ユダヤ人孤児のための孤児院、強制収容所生存者の老人ホームを開設。〈参考「シリーズ戦後70年　障害者と戦争　ナチスから迫害された障害者たち（2）ある視覚障害者の抵抗」ＮＨＫハートネットＴＶ、2015年8月26日放送〉

ヴァイトの作業所の存在は、ドイツに向かうときに日本の友人から手渡されたベルリン市内のガイドパンフレットで知りました。その中に、「戦時中に大切な役割を果たした盲人のための共同作業所跡」という紹介がありました。「戦前に造られた共同作業所」という説明に心が動かされ、「戦時中の大きな役割」という言葉にも強い関心を持ちました。

私がヴァイトと同じ視覚障害者で、作業所活動に携わっている共通点からも、運命的な出会いを感じたのです。

ヴァイトの作業所を訪れたのは、２００３年６月のことでした。私が深く関係している「きょうされん」*の海外研修の事前調整のための訪独でしたが、相手側との時間調整の関係で、半日ほど時間があいたのです。そのとき一緒に行った事務局員と作業所跡に向かいました。

作業場は、戦後間もなく閉鎖されました。この作業所跡は、１９９０年代に学生によって発見され、戦争の遺産として注目を集めることになります。その後、「オットー・ヴァイト盲人作業所博物館」として整えられていき、やがて、ベルリン抵抗運動記念館の付属施設に加えられることになります。

***きょうされん**：１９７７年に「共同作業所全国連絡会」として結成。２００１年より、現在の「きょうされん」に改称。障害のある人の作業所やグループホームなどの全国組織。会員間の交流と合わせて、研修会の開催や調査活動、制度の改善に関する国への働きかけや障害のある人への正しい理解を求める活動などを行なっている。

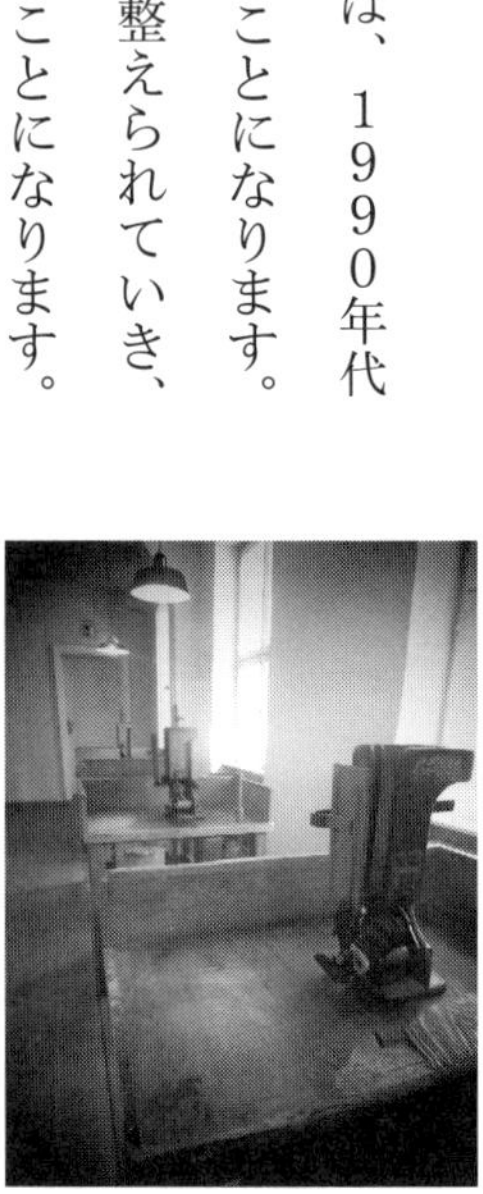

作業所跡、オットー・ヴァイト盲人作業所博物館

ベルリン市公文書館で調べてわかったのですが、視覚障害のヴァイトは、若い頃から強い平和主義者であり、ナチスへの抵抗者の1人だったのです。

そんなことを知らずに訪れた私たちですが、とにかく汚いというのが第一印象でした。建物の中はガランとしていて誰もいませんでした。わずかに、ほうきやブラシを製造するためのほこりをかぶった小さな機械類が、作業所の当時を偲《しの》ばせました。

胸の高鳴りを覚えたのは、表に出てから改めて入り口前にあるブロンズの記念板に刻まれた文字を読んでもらったときでした。そこには、「この建物の中にオットー・ヴァイト盲人作業所があった。ここで、1940年から1943年まで、目や耳の不自由なユダヤ人が主に働いていた。自らの命をかけて、オットー・ヴァイトはユダヤ人を守り、死から救うためにあらゆることをした。何人もの人たちが彼のおかげで生き延びたのだ」とありました。

ここで何があったのかを質問しようにも、周囲には人影もなく、再度の訪問を誓いながらベルリンを後にしました。

ヴァイトの向こうに見えてきたもの

次にドイツを訪れる機会は、2014年まで待たなければなりませんでした。このときの直接の目的は、フランクフルトで開催された国際視覚障害者機器見本市*を訪ねることでした。

見本市での予定を終えたあと、訪独のもう1つの目的としていた「オットー・ヴァイト盲人作業所跡」のあるベルリンに飛びました。

11年ぶりに訪れた作業所跡の姿には驚きました。すっかり変わっていたのです。表からみた建物は前のままでしたが、床や壁、照明は見違えるほどきれいになっていました。説明のパネルや写真なども整備されていました。

学生の発見後、戦争の遺産としては認められていたものの、公的な支援はありませんでした。その後、EUによる開設時の支援が決まり、さらにドイツ連邦共和国とベルリン市による継続した資金支援の見通しが立ち、2006年12月から常設の博物館になりました。

再訪問でもっとも大きな収穫は、インゲ・ドイチュクローン*さんの存在を

***国際視覚障害者機器見本市**：視覚障害者を対象とした機器類の展示会。白杖からコミュニケーション機器まで、移動や情報の支援についての世界の技術を集めた最新の機器類の紹介。2004年から、ドイツ・フランクフルトで毎年開催。

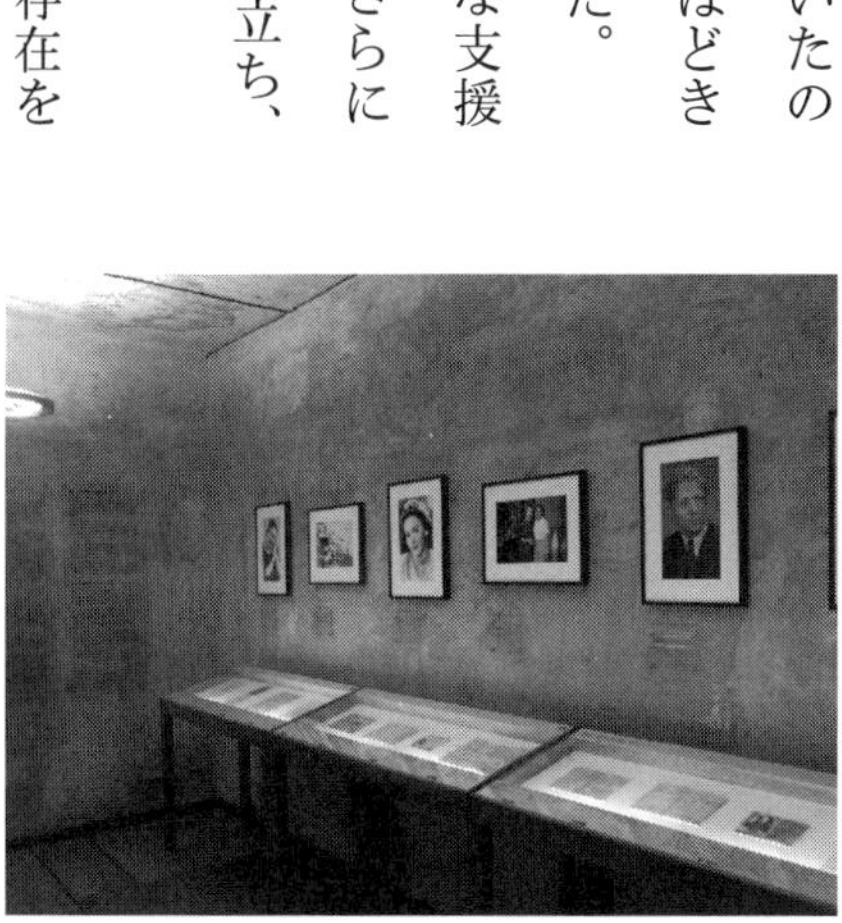
盲人作業所博物館の内部

知ったことです。ユダヤ人だったインゲさんには障害はありませんでしたが、作業所の従業員として大切な役割を担っていました。

１９２２年生まれのインゲさんは、ヴァイトと働いていた唯一の生存者です。命拾いを重ねながら終戦を迎え、その後はイスラエルとドイツの二重国籍をとり、ジャーナリストとしてユダヤ人虐殺についての裁判をみつめてきました。彼女の功績はドイツでもイスラエルでも、高く評価されています。

私たちは、インゲさんに２度にわたり面談を試みました。いずれも直前で体調が急変し、キャンセルになってしまいました。インゲさんは、ヴァイトを語るうえで欠かすことのできない人物です。ヴァイトのことを直接うかがいたかったのですが、かないませんでした。

ここで、ヴァイトについて、もう少し知ってもらうために、障害のある従業員でリーダーだったジークベルト・レヴィンの証言（陳述）を紹介します。戦後、ヴァイトの活動については多くの従業員が証言していますが、その収集と編集は一手にインゲさんが行なっています。

もし、ドイツの共同作業所にこだわっていなければ、またヴァイトに出

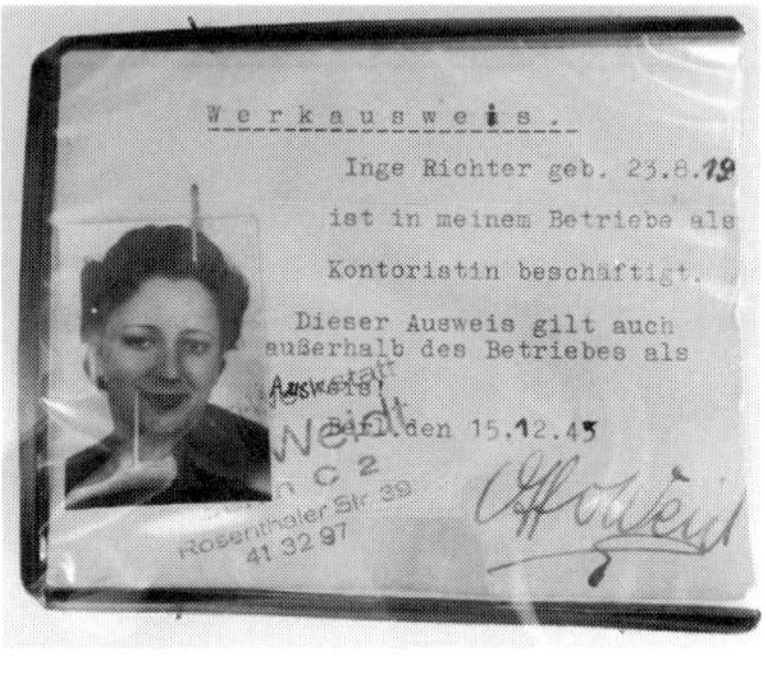
Werkausweis.
Inge Richter geb. 23.8.19
ist in meinem Betriebe als
Kontoristin beschäftigt.
Dieser Ausweis gilt auch
außerhalb des Betriebes als
Ausweis!
Berl. den 15.12.45
Rosenthaler Str. 39
41 32 97

＊インゲ・ドイチュクローン：オットー・ヴァイト盲人作業所跡が、戦後遺産の博物館として公的に認定されるにあたって大きな力を発揮した。同博物館の後援組織である「見えない信頼」の初代会長を務める（２０００年～２０１６年、現在は名誉会長）。２０１８年４月17日に、「ベルリン市名誉市民」の称号が贈られた。

【陳述】

私と同志たちを援助し、配慮するために所長と所長夫人がどれほど尽力したかを、ここで証言することができる。

作業所には60人から65人ほどが雇われていた。苦しい時期、つまり1942年初めから1943年の終わりまで、半数の者は、ほとんど常に危険な状態におかれていて、毎週2、3回は行なわれていた家宅捜査の際には、所長が作業所の特別な部屋にかくまっていた。

所長夫妻は、作業所に身を隠した非合法のユダヤ人の保護をする他にも、毎週、たくさんの小包をあちこちの強制収容所に送っていた。目立たないように、ときどき、送り主を作業所の従業員にしていた。私の知る限り、同じような活動をした作業所はベルリンには他になかった。

私は盲人であるため、いま話した内容を従業員のメンバーが書き取り、それを音読してもらった。1941年から私と同じく作業所で働いていた仲間2名もこれに署名する。この文章を所長に渡せることを大変喜ばしく思う。

ジークベルト・レヴィン（署名）

上述の証言に、以下、連署する。

マルティン・ヤコブソン（署名）
ジモン・ヴァイス（署名）

『オットー・ヴァイト盲人作業所博物館カタログ』より（藤村美織訳）

会っていなければ、私の「ナチスドイツと障害者」のとらえ方は、狭いままだったように思います。

２０１４年５月の帰国後しばらくして、以前から交流のあったＮＨＫ文化福祉番組部の迫田朋子さん（当時）とオットー・ヴァイトのことを話す機会がありました。まずは、お互いにヴァイトのことをもっと調べることにしました。実は、その過程で突き当たったのが、「ナチス・ドイツと障害者」に関する恐怖の事実でした。それ以降、ＮＨＫの村井晶子さんをリーダーとする取材班と一緒に、２つのテーマ、すなわちオットー・ヴァイトのこと、そして恐怖の事実を追求することになりました。

小さな気づきがたくさんのつながりを生み出し、大きな出会いと新たな気づきになっていったのです。

特別の殺害計画

このあと、この本ではナチス・ドイツによる恐怖の事実を詳しく紹介します。具体的には、まるで暗号のような「Ｔ４《ティーフォー》作戦＊」であり、その根底にある

＊Ｔ４作戦：ドイツ語では、Aktion T4（アクツィオンティーフィアー）と呼ばれる。

強力に推し進められた優生政策です。

まず、「T4作戦」についてです。これは、ナチスがおこなった数限りない悪行のうち、障害のある人を標的とした特別の殺害計画のことです。これによって、おびただしい数の障害の重い人の命が奪われました。

歴史というのは、時おり盲点をつくります。1つの出来事があまりに巨大な場合に、同じ頃の重要なことがその陰に隠れてしまうのです。「T4作戦」もまさにそうでした。あの600万人以上ものユダヤ人大虐殺*を前にしてドイツの市民社会の関心は「T4作戦」に向けられることはありませんでした。

戦争が終わってから、ドイツ国内の一部の医師や歴史学者、障害当事者からは検証を求める声が上がりましたが、大きな動きにはつながりませんでした。日本でも関連の本はいくつか出版されていますが、同じように多くの人の関心を集めるまでには至っていません。

「T4作戦」について、ドイツ社会で正面から取り上げられたのは、2010年11月の「ドイツ精神医学精神療法神経学会」（DGPPN）による「ナチス時代の精神医学——回想と責任」と題する特別談話でした。そこ

＊ユダヤ人大虐殺：第二次世界大戦中のナチス・ドイツが、ユダヤ人は劣る人種であり、ドイツ民族の血をけがすものと決めつけて組織的に行なった大量虐殺のこと。ドイツ国内や占領地のユダヤ人を拘束し、アウシュヴィッツなどの絶滅収容所で殺害。この大量殺害をホロコーストとも言う。犠牲となったユダヤ人は少なくとも600万人以上とされている。

には、なぜこんなことが起こったのか、そして率直な反省と謝罪が述べられています。

なお、オットー・ヴァイトの紹介や「T４作戦」については、それぞれNHKのハートネットTVやETV特集で放送されました*。とくに、「T４作戦」の放送には大きな反響がありました。

もう1つの優生政策

「ナチスドイツと障害者」に関する恐怖の事実を語るときに、もう１つ忘れてはならないことがあります。それは、断種政策（強制不妊政策）です。「T４作戦」に先駆けて行なわれ、ナチス・ドイツに加えて世界中の国々で繰り広げられました。

第３章でくわしく紹介しますが、断種政策とは、障害のある人や遺伝性疾患とされた人などに対して、手術などの方法で子どもを産めない状態にしてしまうことです。「T４作戦」のように直接命を奪うことではありませんが、子どもを残す可能性を絶たれてしまうのです。その苦しみやつらさ、屈辱は

＊ＮＨＫハートネットＴＶ、シリーズ戦後70年　ナチスから迫害された障害者たち（１）20万人の大虐殺はなぜ起きたのか　２０１５年８月25日放送、（２）ある視覚障害者の抵抗、２０１５年８月26日放送。ＥＴＶ特集「それはホロコーストの〝リハーサル〟だった～障害者虐殺70年目の真実～」２０１５年11月７日放送。http://www.nhk.or.jp/etv21c/archive/160130.html

いかばかりでしょう。

「Ｔ４作戦」と断種政策には、はっきりとした共通点があります。それは、「健全な社会は強い者・優れた者のみで構成すべき」という優生思想*です。もし、これが正しいとすれば、「弱い者」とされる障害のある人は立つ瀬がありません。それどころか存在そのものが否定されることになります。

「Ｔ４作戦」が実行された地下室のガス室跡に立ったとき、思わずこみ上げてきたのは、人間社会の一員としての連帯責任のような感覚です。同時に、絶対に繰り返してはならない、不断に努力しなければならないという誓いの念でした。さらに、その直後に強烈に迫ってきたのが、「なぜこんなことが」の疑問でした。

少し長くなってしまいましたが、以上が「ナチス・ドイツと障害者」と私の出会いについての紹介です。私がどんな経歴をたどっていまを迎えているのか、私がどんな立ち位置で仕事や活動をしているのかについては、あとがきにまわしたいと思います。

では、いまから80年前のドイツの現場にご一緒しましょう。

***優生思想**：優生学に基づくもので、身体的・精神的に優秀な能力を有する者の遺伝子を保護し、能力の劣った者の遺伝子を排除して、優秀な人類を後世に残そうという考え方。人種差別や障害者差別などを正当化するために用いられた思想でもある。

第2章

殺された障害のある人は20万人以上

聞こえてきそうなうめき声

外部から隔てられた地下のガス室は静かでした。

ガス室の広さは約12㎡、7畳間ほどのスペースです。ここに、通常は一度に50人が詰め込まれました。文字通りのぎゅうぎゅう詰めです。全員が入ったのを確かめてから外側から鍵がかけられました。一酸化炭素ガスの栓が開かれ、部屋の中に充満していきます。ガス栓を開いたのはこの施設に配属された医師で、ガラスの小窓から障害のある人たちが亡くなっていくのを見ていました。

私たちが訪れたとき、金属製のガス管は取り外されていましたが、管を固定していた止め具のネジ穴が残っていました。それに触ったときの感触が私の右手の人差し指と中指にはっきりと残っています。目の見えない私にとって、触ることは貴重な情報源で、物事を認識するうえでの手がかりになります。

ここはナチスが管理していた障害者・病人専用の殺害施設の跡です。

ガス室にたたずんでいるうちに、想像の奥に、静かに迫ってきたのは辛苦のうめき声でした。その声は幾重にも共鳴し、地の底から湧いてくるようでした。かすかに聞こえてきたのは、「だまされた」であり、息を引き取る寸前の「こんな死に方はわたしで最後にして」でした。

これは、あくまでも私の想像の世界です。実際に、ガス室での最期の10分間が、どうであったかはわかりません。しかしそれほど的外れとは思えません。

殺害施設に連れて来られた人たちは明らかにだまされていました。医師たちは本当の理由を話すことなく、まるで楽しいピクニックにでも行くような口ぶりで、病院や施設からバスで運んできたのです。

殺害施設に到着した後も、形だけの診察のあと、「シャワールームに入りましょう」と促していました。念入りにも、ガス室の天井には水の出ない見せかけのシャワーヘッドを据えつけていました。ガス室をシャワールームと呼び、最後までだまし続けたのです。

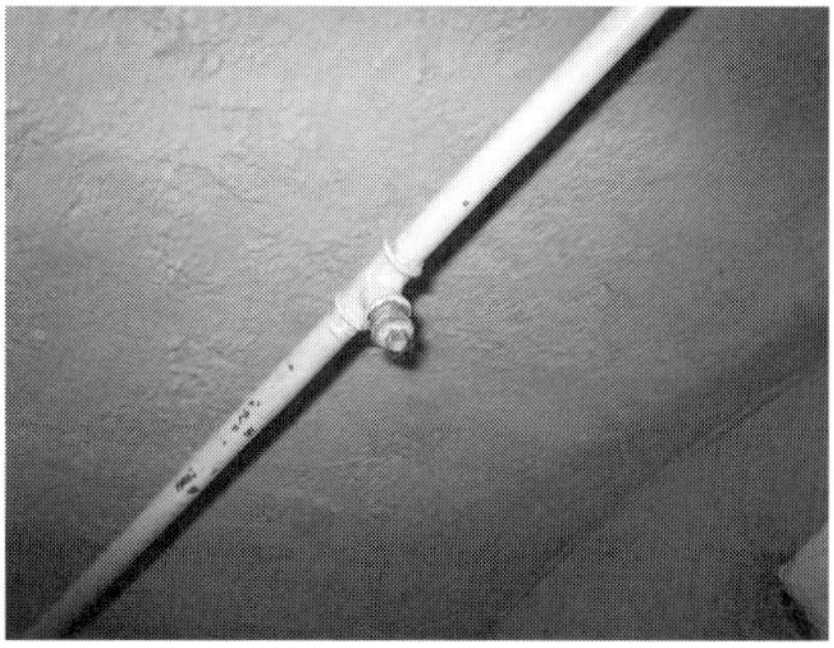

ガス室天井に取り付けられた見せかけのシャワーヘッド

一酸化炭素ガスによる中毒は、少しずつ手足の機能がマヒしてやがて絶命するのですが、体が動かなくなったあとも意識は残ると言われています。

殺された人たちには、精神障害や知的障害がありましたが、人間としての感性ややさしさは、人一倍豊かで、むしろ鋭いのです。意識を失う最期までやさしさを忘れない「わたしで最後にして」という声は、決して私の想像だけではないと思います。

指先が記憶したガス室の感触は、心耳に残るうめき声とともに生涯消え失せることはないでしょう。

背筋が凍りつく「Ｔ４作戦」

このような実行施設、すなわち障害者・病人専用の殺害施設は、ドイツ全土で６カ所ありました（下の地図参照）。

いまも当時と同じ状態で保存されているのは、ドイツ中西部のハダマーと北東部のベルンブルクの２カ所のみです。私がそのうちの１つのハダマーの町を訪れたのは、戦後70年に当たる２０１５年の７月から８月にかけてでし

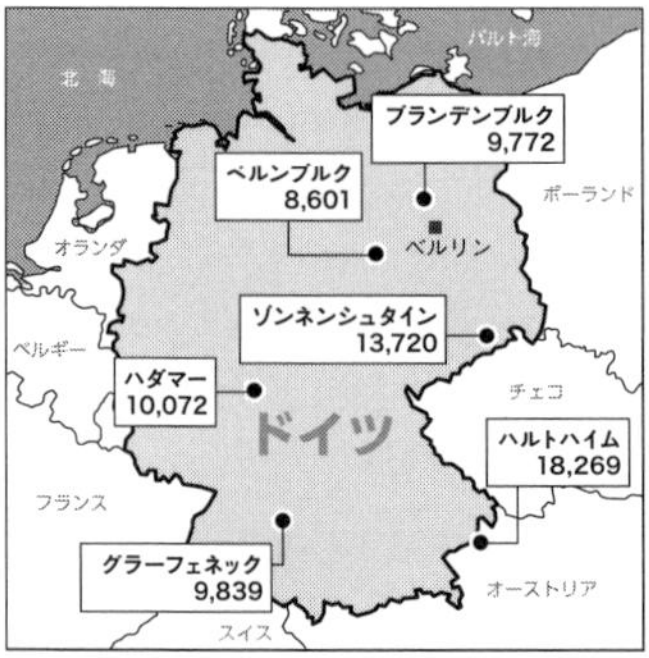

「Ｔ４作戦」の殺害施設があったドイツ国内の６地点

た。ＮＨＫの取材班と一緒でした。日本のテレビカメラがハダマーの殺害施設跡に入ったのは、このときが初めてとのことです。

内容に入る前に、「Ｔ４作戦」という呼び名について説明しておきましょう。「Ｔ４作戦」は一種の隠語で暗号のようなものです。

「障害者の殺害作戦」などとそのまま表すと、市民社会からの同情や反発が予想されます。計画をカモフラージュするために、意味を伴わない記号表記にしたのです。実際は「価値なき者の抹殺を容認する作戦」と言い表したほうが正確でしょう。

「Ｔ４」は、作戦本部*の地名に由来します。この辺りはかつてもいまも「動物園通り」と呼ばれ、その４番地に作戦本部が設置されました。ドイツ語で動物園を表す「ティアガルテン（Tiergarten）」と「４番地」の頭文字を組み合わせて「Ｔ４」と名づけたのです。

作戦本部はベルリン市内の中心部で、ヒトラーのいた総統官邸と近い距離にありました。このことからも、「Ｔ４作戦」がナチスにとっていかに重要であったかがうかがえます。

＊**Ｔ４作戦本部**：ベルリン市内の中心部に設置され、ヒトラーのいた総統官邸と近い距離にあった。現在は、管弦楽団として世界的に有名なベルリンフィルハーモニーの本拠地になっている。

第二次世界大戦開戦と同時の「T4作戦」

ところで、「T4作戦」の真の首謀者は誰だったのでしょうか?

結論から言うと、目的の異なった「2つの怪物」のしわざということができます。「2つの怪物」の1つはヒトラー率いるナチスです。もう1つは精神科医であるエルンスト・リューディン*を頂点とする医療関係者です。

言い換えれば、T4作戦は政治と科学の結託が生み出した最大級の悪事です。ここでの政治とは、ナチスの「戦争を推し進めるうえで障害者は邪魔な存在」とする考え方で、科学とは、多数の障害のある人の殺害を通して大量の医学的な資料を得たいとする医療界の欲望です。

そして、もう1つ見逃してならないのは、両者の間には共通のベースがあったことです。それは、優生学*に基づいた強力な優生思想*です。

「T4作戦」の公式な命令書はヒトラーの署名つきで、第二次世界大戦*の開戦日、1939年9月1日の日付けです。実際に出されたのは、翌月の10月になってからでした。命令書の日付けをわざわざ開戦日にそろえたわけに

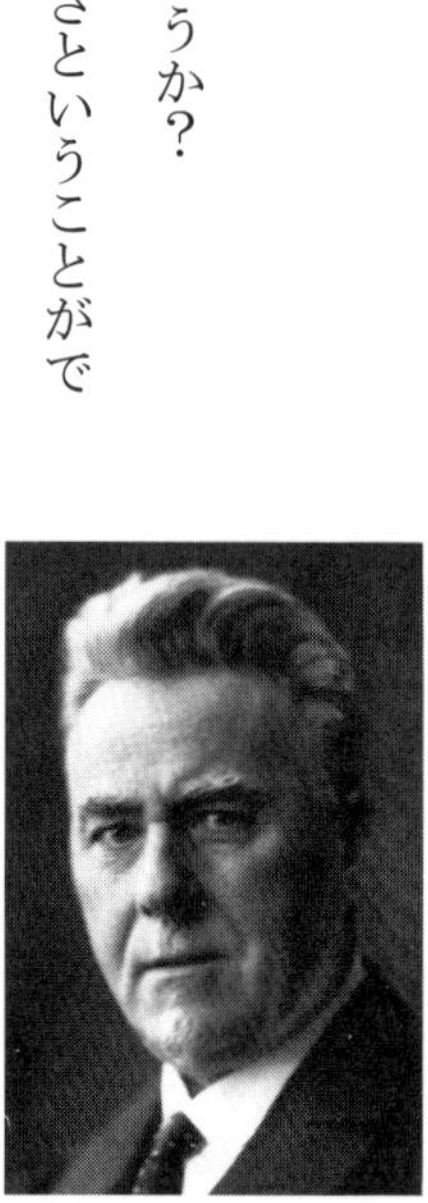

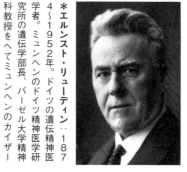

***エルンスト・リューディン**:1874~1952年。ドイツの遺伝精神医学者。ミュンヘンのドイツ精神医学研究所の遺伝学部長、バーゼル大学精神科教授をへてミュンヘンのカイザー・ウィルヘルム協会の遺伝研究所所長。その後、1935年から1945年までドイツ精神医学学会の会長。ヒトラーが政権を掌握した直後の遺伝病疾患子孫予防法（子どもが産まれないよう手術を強いる法律）、通称「断種法」の制定に深く関わった。日本の「精神遺伝学」の研究にも影響を及ぼしている。

***優生学**（**Eugenik**）:進化論で有名な英国のダーウィンのいとこであるフランシス・ゴールトンが、1883年につくり出した言葉。ギリシャ語の「よい種」に由来する。Eugenikは、ゴールトンは、1904年の第1回英

ついては、いくつかの説があります。有力なものとしては、戦争という最大の国家的な出来事の中に障害者の大量殺害をまぎらわせ、市民社会の目をそらすねらいがあったという説です。また、ドイツ歴史博物館の資料は、「ナチスにとってのあるべき人間像にあてはまらない、害のある、価値のない人間に対する内側への戦争（外国とは外側への戦争）が始まったことを明白にしたかった」としています。

「T4作戦」の命令書を出したすぐあとに手をつけたのは、作戦本部の開設でした。本部は最終的には400人の態勢で、うち約50人が精神科医を中心とする医師が占めていました。その中には地方の病院長であったり、医学界で名の通っていた者も少なくありませんでした。他には、看護師、化学や機械技術の専門家、事務職、運転手などで構成されていました。

「T4作戦」本部には、主に2つの重要な任務がありました。

1つ目は、殺害施設に送り込む障害者のリストを作成することでした。そのために、ドイツ全土の病院や治療介護施設（障害者施設を含む）に登録カードを配り、安楽死の候補者を集約しました。集約されたリストを元に、

国社会学会で「優生学―その定義、展望、目的」という有名な講演を行なっている。この講演で優生学を、「ある人種の生来の特質の改善に影響を及ぼすすべての要因を対象とし、生来の特質を最善の状態に導こうとする学問」とした。そこには、結婚の制限や断種、隔離などにより望ましくない遺伝因子を排除しようとする考え方が色濃く横たわっている。ドイツのアルフレート・プレッツによる1895年の『民族衛生学の基本指針』の発表も優生学の進展に大きく影響した。

＊優生思想：21ページ参照。

＊第二次世界大戦：1939年9月1日のナチス・ドイツによるポーランド侵攻の勃発で開戦。直後の9月3日に英仏両国がドイツに宣戦布告。1940年9月に、国際社会で孤立した日本、ドイツ、イタリアは、日独伊三国同盟を結び、最終的に、米国、英国、ソヴィエト（現在のロシアを中心とした連邦国家）、中国などを主体とする連合軍と全面的な戦争状態に入った。1943年9月にイタリア、1945年5月にドイツ、1945年8月に広島と長崎への原爆投下の後に

■安楽死を決定するための登録カード

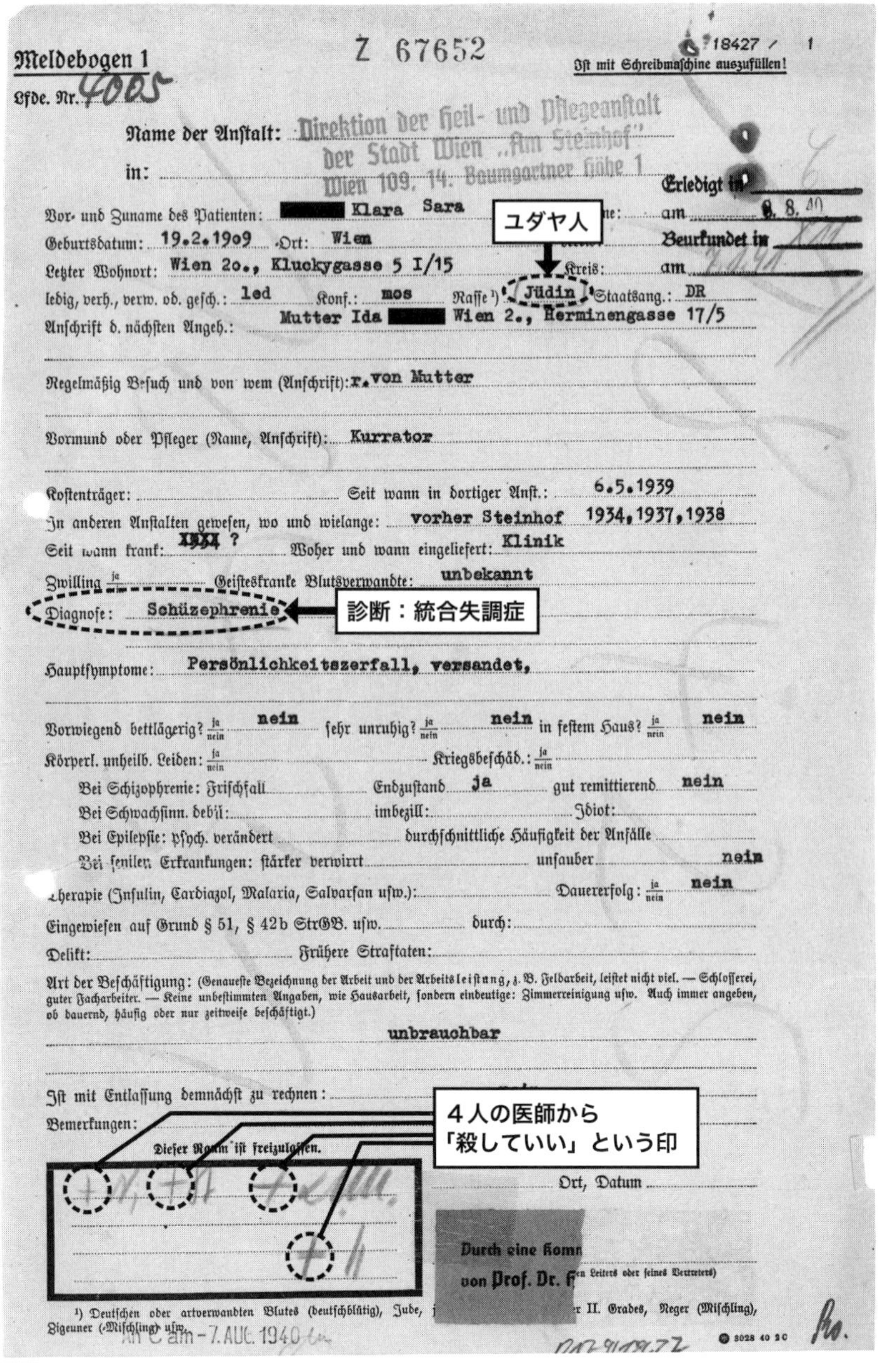
Meldebogen 1　　Z 67652　　18427 / 1
Ist mit Schreibmaschine auszufüllen!
Lfde. Nr. 4005
Name der Anstalt: Direktion der Heil- und Pflegeanstalt der Stadt Wien „Am Steinhof"
in: Wien 109, 14. Baumgartner Höhe 1
Erledigt
am 8. 8. 40
Beurkundet in
am
Vor- und Zuname des Patienten: [redacted] Klara Sara
Geburtsdatum: 19.2.1909 Ort: Wien
Letzter Wohnort: Wien 2o., Kluckygasse 5 I/15 Kreis:
ledig, verh., verw. od. gesch.: led Konf.: mos Rasse 1): Jüdin Staatsang.: DR
Anschrift d. nächsten Angeh.: Mutter Ida [redacted] Wien 2., Herminengasse 17/5
Regelmäßig Besuch und von wem (Anschrift): r. von Mutter
Vormund oder Pfleger (Name, Anschrift): Kurrator
Kostenträger: Seit wann in dortiger Anst.: 6.5.1939
In anderen Anstalten gewesen, wo und wielange: vorher Steinhof 1934, 1937, 1938
Seit wann krank: 1934 ? Woher und wann eingeliefert: Klinik
Zwilling ja/nein Geisteskranke Blutsverwandte: unbekannt
Diagnose: Schüzephrenie
Hauptsymptome: Persönlichkeitszerfall, versandet,
Vorwiegend bettlägerig? ja/nein nein sehr unruhig? ja/nein nein in festem Haus? ja/nein nein
Körperl. unheilb. Leiden: ja/nein Kriegsbeschäd.: ja/nein
Bei Schizophrenie: Frischfall Endzustand ja gut remittierend nein
Bei Schwachsinn: debil: imbezill: Idiot:
Bei Epilepsie: psych. verändert durchschnittliche Häufigkeit der Anfälle
Bei senilen Erkrankungen: stärker verwirrt unsauber nein
Therapie (Insulin, Cardiazol, Malaria, Salvarsan usw.): Dauererfolg: ja/nein nein
Eingewiesen auf Grund § 51, § 42b StrGB. usw. durch:
Delikt: Frühere Straftaten:
Art der Beschäftigung: (Genaueste Bezeichnung der Arbeit und der Arbeitsleistung, z. B. Feldarbeit, leistet nicht viel. — Schlosserei, guter Facharbeiter. — Keine unbestimmten Angaben, wie Hausarbeit, sondern eindeutige: Zimmerreinigung usw. Auch immer angeben, ob dauernd, häufig oder nur zeitweise beschäftigt.)
unbrauchbar
Ist mit Entlassung demnächst zu rechnen:
Bemerkungen:
Dieser Raum ist freizulassen.
Ort, Datum
Durch eine Komm
von Prof. Dr. F
...en Leiters oder seines Vertreters)
1) Deutschen oder artverwandten Blutes (deutschblütig), Jude, ... II. Grades, Neger (Mischling), Zigeuner (-Mischling) usw.
An C am -7. AUG. 1940
3028 40 2 C

数人の医師チームによって判定がなされ、最終的な「安楽死リスト」が作成されました（右資料参照）。

２つ目は、６カ所の殺害施設の設置の促進と開設後の施設の管理運営でした。殺害施設は、地理的なバランスを考えて、ドイツ国内の６つの地域に分散しました。

地図*をご覧ください。設置順にあげると、グラーフェネック、ブランデンブルク、ハルトハイム、ゾンネンシュタイン、ベルンブルク、ハダマーです。

これらは、共通して人目に付きにくい場所が選ばれました。私が訪れたハダマーの施設も小高い丘を上ったところにあり、元は精神病院で、のちに軍関連の医療施設を経て、障害者・病人専用の殺害施設に切り替えられたそうです。

犠牲者は20万人あまり

「Ｔ４作戦」に基づいて、実際に障害のある人の殺害が始まったのは１９４０年１月でした。そして表向きには１９４１年８月24日に終了してい

日本が降伏し、終戦となった。参戦した国は60カ国を超え、この大戦の戦死者は、兵士約１７００万人、民間人約３４００万人とされている。

＊「Ｔ４作戦」の殺害施設があった６地点：26ページ参照。

ます。作戦が中止されたのはナチスの判断ではなく、「T４作戦」の恐ろしさを知ったキリスト教会からの抗議によるものでした。

中止される直接のきっかけとなったのが、フォン・ガーレン司教*による同年7月から8月上旬にかけての説教と、周到に準備した告発文書の配布でした。この抗議行動に、ナチスは手を焼き中止命令を出さざるを得なくなったのです。

司教の説教は次のようなものです。

「非生産的な市民を殺してもいいとするならば、いま弱者として標的にされている精神病者だけでなく、非生産的な人、病人、傷病兵、仕事で体が不自由になった人すべて、老いて弱ったときの私たちすべてを殺すことが許されるだろう」（ＥＴＶ特集「それはホロコーストの〝リハーサル〟だった～障害者虐殺70年目の真実～」より）

ただし、すぐに事態が沈静化するほど甘くはありませんでした。ナチスの中止命令で停止したはずの「T４作戦」でしたが、実はこの後も障害者に対する凶行は継続されていました。

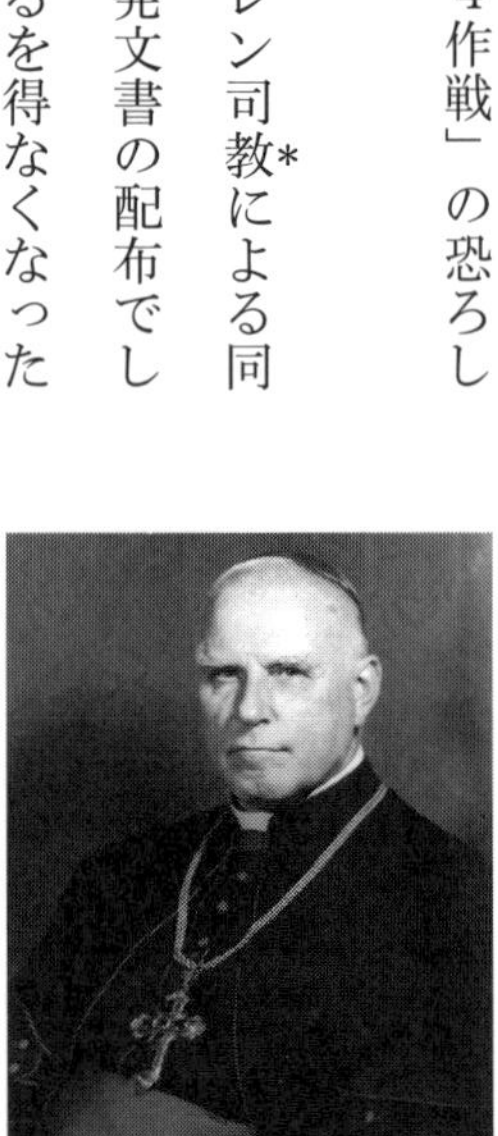

＊フォン・ガーレン司教：ドイツ北部のミュンスターにある教会の司教。1941年夏の説教の中で、「ナチスが行なっていることは、障害者のための恵みの死ではなく、単なる殺害にすぎない」と明言した。

それは、「T４作戦の野生化」と言われるものでした。作戦中止によって軍事政権から直接命令が発せられることはなくなりましたが、今度は地方自治体が命令を出すようになりました。これに、現場の医師や看護師、介護士などが加担しました。「闇の中のT４作戦」として広がり、戦争が終わるまで続きました。

表向きの中止命令が出た１９４１年の10月頃から、ラインハルト作戦*の開始にみられるように、ナチスの最大のテーマであったユダヤ人の大虐殺*が本格的に始まります。もしかしたら、ナチスの本音に、「T４作戦」を早く切り上げ、ユダヤ人虐殺に本腰を入れたかったとする考えがあったかもしれません。

では、「T４作戦」による犠牲者数はどのくらいだったのでしょうか。作戦期間中については6カ所の殺戮《さつりく》施設での合計が7万２７３人と確度の高い数字が残っています。１９４１年8月下旬以降、「野生化」した後の数については、関係者の証言や残された資料などから13万人以上と推計されます。

これらを加えると、第二次世界大戦中のドイツで虐殺された障害のある人

＊ラインハルト作戦：第二次世界大戦中に、ナチスドイツが行なったユダヤ人大量虐殺の初期から中期（１９４１年10月～１９４３年11月）にかけての作戦。ポーランドなど東ヨーロッパのユダヤ人隔離居住区に暮らしていた人たちを絶滅収容所へ移送し殺害した。この作戦のためにベウジェツ収容所、ソビボル収容所、トレブリンカ収容所が建設されている。ラインハルト作戦が終わった頃から、アウシュヴィッツ＝ビルケナウ収容所などで、より本格的なユダヤ人の殺害作戦が展開された。

＊ユダヤ人の大虐殺：19ページ参照。

の数*は20万人あまりとなり、ドイツ占領下の欧州各国を含めると30万人を下回らないとされています。

なお、「T4作戦」の後半期に重なって、「14F13作戦」がありました。作戦期間は1941年の約1年間、規模は「T4作戦」より小さいものでした。殺されたのは、強制収容所に入っている者が中心で、ナチスの考え方に従わない者や働けない者（障害者を含む）で、他にもロシア人の捕虜やハンガリー系ユダヤ人などが含まれました。犠牲者数は、数万人とされていますが、はっきりとした数は不明なままです。

現存する殺害施設

ハダマーの殺害施設が近づくにつれ、だんだんと気が重くなっていったのをいまも忘れられません。ハダマーは、ドイツ中西部に位置します。昔は交通の要所だったこの町も、いまは閑散としています。ちょっとした商店街を過ぎると、急な坂道にさしかかりました。上りきったところが目的地でした。朝が早いせいもあってか人の気配はなく、車を降りて耳に入ってきたの

*虐殺された障害のある人の数：資料によっては、40万人説、50万人以上という説もある。

は野鳥のさえずりだけでした。

建物の入り口には、「ハダマー記念館」と表示されていました。ドイツ・ヘッセン州の管轄で、運営は同州の社会福祉協議会が担っています。全体としては改修などの手入れがよく行き届いているという印象でした。地域社会全体としての「忌まわしい記憶を失うまい」とする強い意志が伝わってきました。

あとで記念館のスタッフに聞いたのですが、中学生や高校生の見学も少なくないということでした。つらく衝撃的な場所ですが、事前学習や説明がていねいにされることで、かけがえのない史実の学びの場になるように思いました。入り口付近や廊下には、資料の展示や有料の資料集などが並べられていました。

私たちを案内してくれたのは、専門の説明員（学芸員のような人）のレギーネ・ガブリエルさんでした（現在は現場の責任者）。彼女は、いわゆる「灰色のバス」が到着した車庫からスタートして、殺害場所となったガス室までの順路をたどりながらていねいに話してくれました。

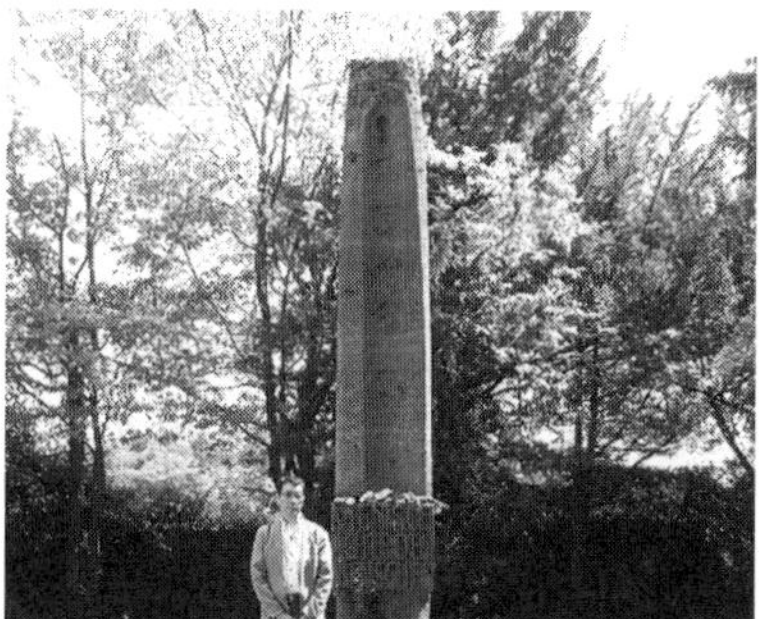

ハダマーの追悼記念碑。「人間よ、人間を敬いなさい」と刻まれている

「灰色のバス」は、６カ所の殺害施設のそれぞれに数台ずつ配車され、対象者を殺害施設に移送するため、分担したエリア内の病院や治療介護施設の間を毎日のように巡回していたとされています。

「Ｔ４作戦」関連の資料などでは、「灰色のバス」という呼称がよく出てきますが、実際には別の色のバスも使われていたそうです。「Ｔ４作戦」というあまりの陰惨《いんさん》さを表す象徴として、「灰色」という形容が用いられたのだと思います。

「最終処分」への順路に沿って

ガブリエルさんが最初に案内してくれたのは、「灰色のバス」が到着した車庫の中でした。現在の車庫は、一部取り壊したときの建材を用いて復元したものです。建物はがっしりとした木造りで、足元は床面がなく、柔らかい砂地でした。実物のバスは残っておらず、天井が高くガランとした倉庫のようでした。大型バス３台が十分に並ぶ広さがあります。

バスが車庫に入ると、ただちに入り口が閉じられます。もはや逃げることは不可能です。進む方向は1つしかありません。そこには次の建物につながる短い通路がありますが、通路も外とは遮断されています。次の建物には、脱衣室や診察室、身体検査室、そして「最終処分」と言われていたガス室が待っているのです。

バスを降りた時点では、死を察知した人はいなかったように思います。と言うよりも、パニックを避けるために細心の注意が払われていたのでしょう。

車庫の壁面には、当時をイメージできるようにと大きく引き伸ばした「灰色のバス」の全景パネルが掲げられていました。リアリティーを感じさせる写真の説明とガブリエルさんの話に、思わず私の脳裏に浮かんだのは、何の疑いも持たずに、談笑しながら出口に向かう障害のある人の光景でした。

車庫から通路を経て、最初に入ったのは脱衣室でした。けっこうな広さでした。みんな裸になり、軍人用のマントを着せられました。そして、廊下を隔てた診察室へ移りました。

診察室に入るとマントを取り、医師によって形ばかりの診察が行われました。それでも診察にはそれなりのわけがあります。一つは、遺族への偽りの

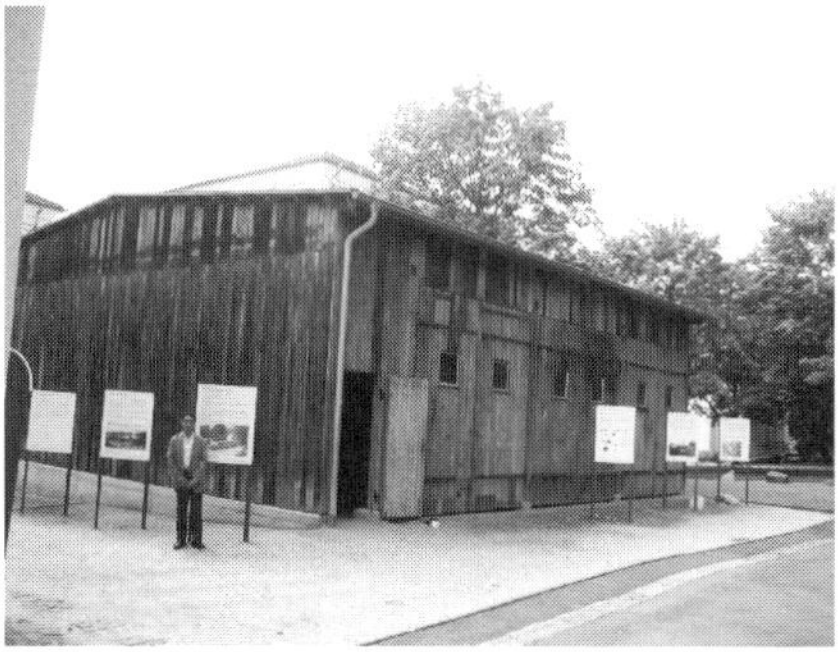

復元された車庫。大型バスが3台入れる広さ

死亡報告書を医師の署名つきで作成するためです。

その報告書には死因が必要でした。医師の手元に予め用意された死因リストには60種類の病名*が記されています。これらの中から偽りの死因が選ばれました。

診察のもう一つの目的は、殺害後の価値を見定めることでした。まずチェックしたのは、金歯の有無でした。金歯がある場合には、肩の後ろにマークがつけられました。マークを手がかりに殺害後に抜き取ったのです。

また、「T４作戦」に関連して多数の臓器の標本がつくられていたことが戦後明らかになりました。たとえば、てんかんがあるとわかった場合の脳の標本や珍しい病気の臓器標本、さらには医学研究のためとされたさまざまな臓器の標本です。終戦後に子どもの臓器標本もたくさん見つかっています。これらに、ここでの診察に携わった医師の指示が深く関わりました。

それぞれの障害の状態にもよりますが、診察の段階で妙だと感じた人がいたかもしれません。でも、「間もなくシャワールームに入りますよ」と促され、疑いの気配はかき消されたに違いありません。

***死因とされた病名**：心臓病や脳溢血、盲腸、腸チフスなど60種類。

診察室を出ると、すぐ隣に小部屋がありました。

小部屋では、看護師などによって、身体検査と写真撮影が行なわれています。一人ひとりの氏名、性別、年齢が確認され、体重、身長が測定されました。顔写真も撮られました。それらの目的は、犠牲者のリスト作成や遺族への死亡報告書に用いるためでした。

この段階になっても、直後に控えている恐怖をイメージすることはむずかしかったようです。ここでも「間もなくシャワールームに入りますよ」のスタッフの声かけをすっかり信じ切っていたに違いありません。

地下のガス室跡

小部屋を出たすぐのところに地下室に降りる階段があります。地下にはガス室の跡があることがわかっていましたので、私には気持ちの整理が必要でした。降り口で静かに深呼吸をしてから、一段ずつ踏みしめながら降りました。

階段を降りたところからは廊下が続いています。廊下の向こう側は別の通路にぶつかっていました。ここで説明をしてくれたガブリエルさんは「当時は階段を降りたところに木の扉がありました。目隠しを設け、向こうに見える犠牲者の運搬通路と遮りたかったのです」と言いました。もしかしたら、向こうの通路には、焼却前の犠牲者が置かれていたのかもしれません。目隠しで余分な刺激を避けたかったのでしょう。

階段を降りた左側には、ちょっとしたスペースがあり、そこを過ぎるとガス室が待っていました。広さは12㎡（7畳ほど）で、やや長方形でした。描いていたイメージよりもだいぶ手狭な感じでした。一見して変哲のない空間ですが、説明を聞いたり、触れているうちに、いくつか気づいたことがあります。

まずは、徹底してシャワールームを装っていたことです。天井の中ほどに水の出ないシャワーヘッドが据えつけられていました。私がつま先立ちをしてようやく触れることのできる高さです。また、シャワールームらしく、床はタイル張りで、排水溝もありました。

他にも、床から１ｍぐらいの高さの壁面に一定の間隔で小さなくぼみがあることに気づきました。これは、殺害のための一酸化炭素ガスを流した金属

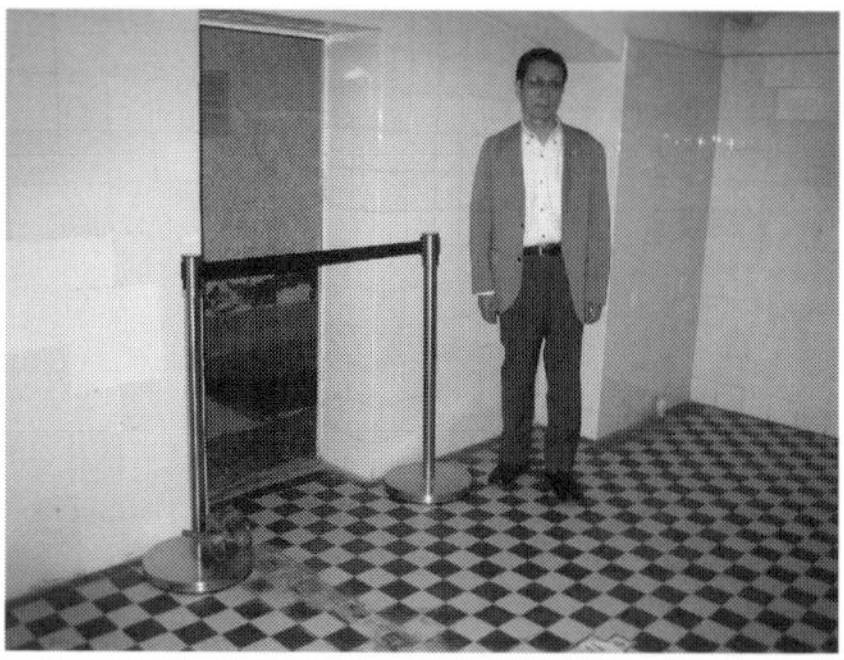

地下のガス室跡

管を固定した止め具のネジ穴跡です。管そのものは、いまは取り外されてありませんでした。金属管から直接ガスが流れ出すという単純なしかけです。小さな部屋で、ガスがあっという間に充満したと思います。

もう1つの特徴は、医師が外側から中を覗くためのガラスの小窓があったことです。当時の小窓はドアについていたそうですが、いまは位置が変わっていました。中の様子を見ながら、ガスボンベの栓を開いたり、死に至る様子を見届けていたのです。

引きずりやすく加工された通路

絶命までに要した時間は、ガスが流れ始めてから10分間ほどでした。そのあと、死を確実にするためにしばらく放置されました。やがて入り口のドアが開けられ、清浄な空気が一気に入り込んできます。犠牲者の搬出は屈強な男が担いました。仰向けの状態で両方の脇の下から手を突っ込んで、ズルズルと引きずったとされています。

搬出の先はガス室近くの解剖台のある部屋と焼却炉の2つにわかれていま

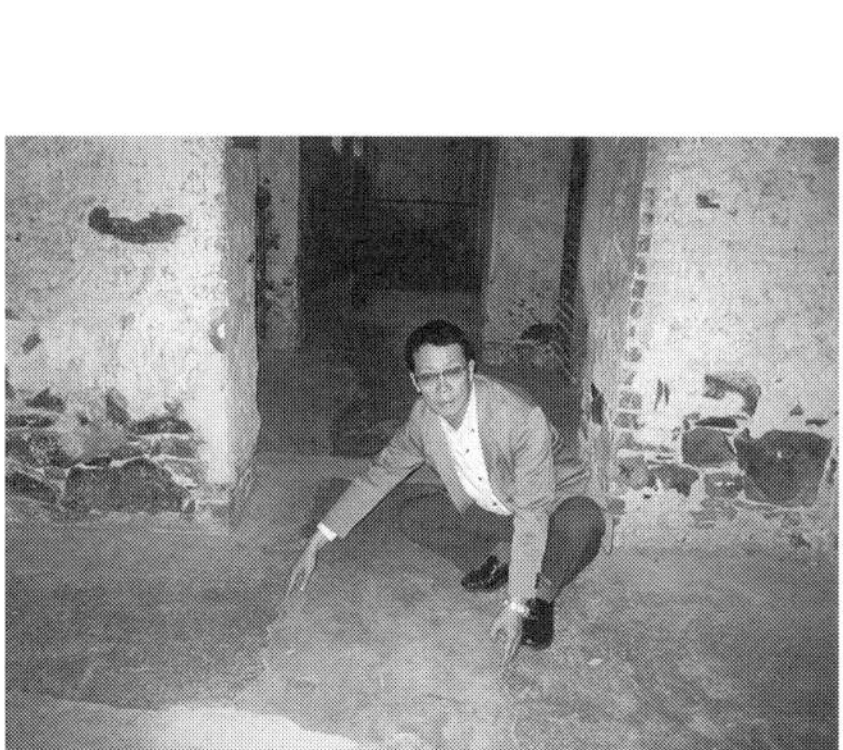

引きずりやすく加工された廊下

した。ガス室から焼却炉までは15ｍあまりでした。解剖台に運ばれたとしても、その後は焼却炉に向かうのでした。

頑丈そうな石づくりの解剖台は、当時のままでした。大きめの大人が横たわってもあまりあるほどです。ここで、肩の後方につけられたマークを手がかりに金歯が抜き取られました。標本をつくるための脳や内臓などの摘出もここで行なわれたのです。

ガス室や解剖台から焼却炉までの通路には、犠牲者を運びやすくするために工夫されたつくりになっていました。通路がスロープ状になっていて、焼却炉に向かって緩やかに下がっていました。また、通路中央部の約70㎝幅が滑りやすい材質で加工されていました。外見上は、鈍い光沢があったようです。直に触るとツルツルした感触でした。

なお、焼却炉は一部の残骸を残して大半は撤去されていました。説明によると、作戦期間中は、昼も夜もなくフル稼働ということでした。

本章の冒頭でも触れたように、ガス室跡の訪問はあまりにつらく悲しいものでした。いえ、つらいとか悲しいなどという言葉では言い表すことはでき

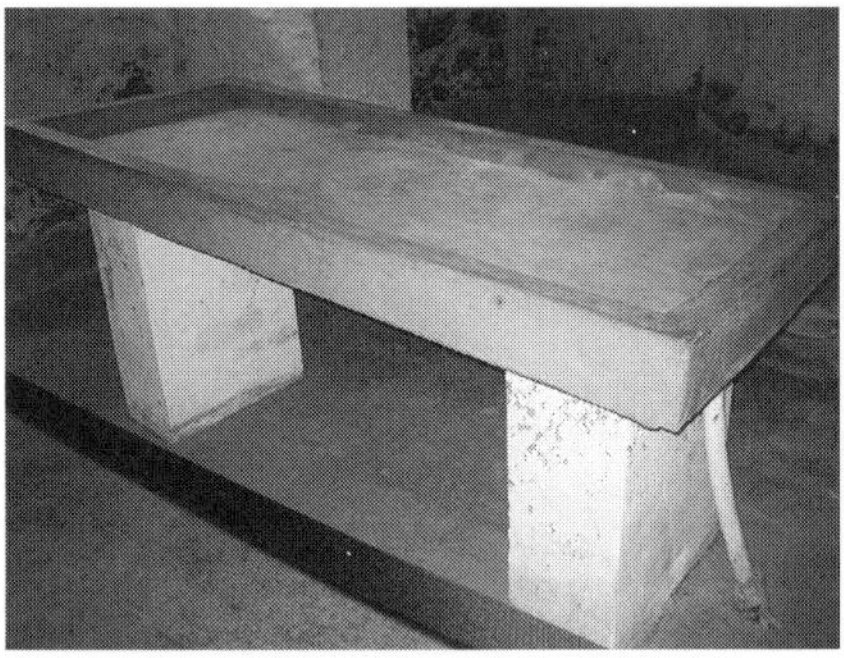

ガス室の隣の部屋の解剖台

ません。筆舌に尽くしがたいとは、こういうことを言うのだと思います。

地下室から出てくる途中で、人間社会の恐ろしさと罪深さが一気にこみ上げてきました。同時に、これまでに抱いたことのない強烈な「なぜこんなことが」という疑問の気持ちが湧いてきました。

遺族や関係者の証言

私たちは、ドイツ訪問時に10人以上の障害当事者や遺族、研究者などのキーパーソンにインタビューや対談を行ないました。ここでは、「T4作戦」に関連して3人の証言を紹介します。

遺族であるヘルムート・バーデルさんとギーゼラ・プッシュマンさん、そしてザクセンハウゼン追悼博物館副館長のアストリート・ライさんの3人です。それぞれ2時間前後におよぶ話でしたが、その主要部分を要約します。

■ヘルムート・バーデルさん

1934年生まれで元教員の男性。インタビューは、2015年7月29

日、バーデルさんの自宅にて。

私の父親は１９０１年生まれで、靴の修理職人でした。父の思い出と言えば、若い頃に罹ったパーキンソン病の影響で、左手がいつも震え、左足も引きずって歩いている姿です。１９２５年から１９３８年までは、２年おきぐらいに入退院を繰り返していました。

１９３０年には自伝を書き、そこには、「私はこれまでと同じような時間は生きられないような気がします。いま自分に関して覚えていることのすべてをここに記します」と書き始めています。退院したあとは仕事をしていたようです。

大きな転機になったのは、１９３８年にかかりつけの医者の指示で家から遠く離れた精神病院に入院したことです。入院後の父親は、家族に対して定期的に手紙を書きました（手紙はすべて現物のまま保存されていました）。これらの手紙には、いつも、「早く退院したい」、「早く仕事に戻りたい」と書かれていました。最後の手紙は１９４０年３月で、私の母親への返信でした。

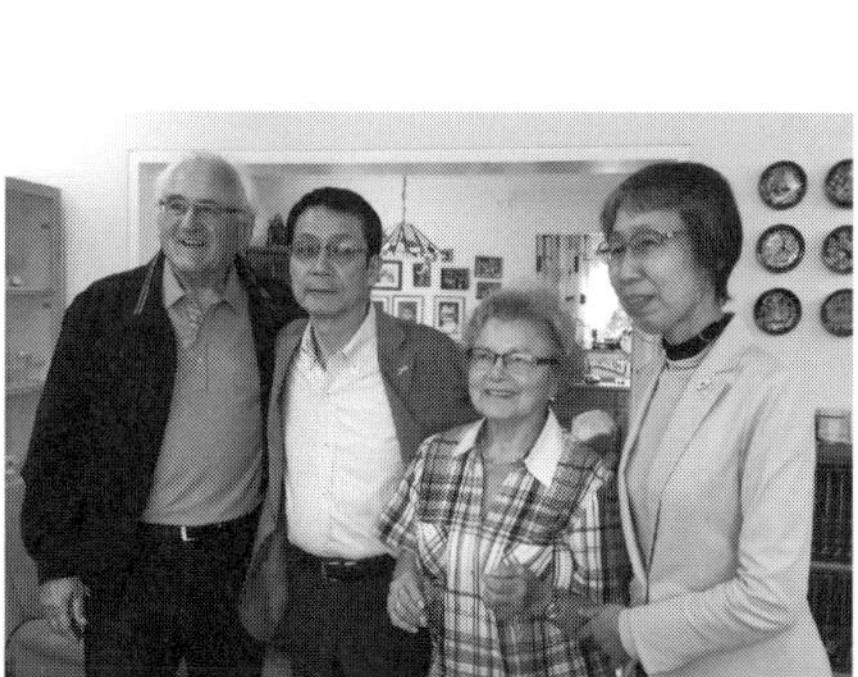

ヘルムート・バーデルさん（左）

この後、母親が同年6月23日に病院に手紙を出しましたが、返事がありませんでした。あとでわかったのですが、私の父親は、この年の6月14日に、他の74人の患者や障害のある人と共に、グラーフェネックの殺害施設に連れて行かれ、その日のうちに殺されていました。しばらくしてからだと思いますが、死亡の通知は6月27日付で送られてきました。

この種の手紙は「慰めの手紙」と言われ、そこには「死因は脳卒中」と記してありました。納得のいかなかった母親は地元の市長に迫りましたが、市長からは、「そんなことは言わないように。あなたは危険な目にあいますよ」と返されたそうです。

母親と私たち姉弟は、戦後も経済的に苦しい生活を強いられました。母親は、法務局と和解局の2つの部署に、補償金や生活支援のための給付金を申請しました。しかし、両方とも却下されました。理由は、父親の殺害が、人種的、政治的、宗教的なものでないということでした。障害を理由とした「T4作戦」の犠牲者は、補償の対象から外されたのです。

ドイツの市民社会において、一定の年齢に達していればホロコースト

（ユダヤ人の大虐殺）を知らない人はいないように思います。でも、「T４作戦」について知っている人はそう多くないのです。その背景として、遺族が積極的にアピールすることを避けていました。身内に障害のある人がいることを隠したかったのではないでしょうか。

私の母親は１９８６年に亡くなりましたが、とても几帳面で、父親とやり取りしたすべての手紙や関係の資料を保管していました。それらを手にしたときに、私は初めて「T４作戦」の全体像がつかめ、働けない人を「価値なき者」としたナチスの本質がわかりました。私がやるべきことは、「T４作戦」の事実を次世代に伝えることであり、忘れてならないと訴えることです。そして、父親を含む20万人とも30万人とも言われている犠牲者の尊厳を取り戻すことです。

■ギーゼラ・プッシュマンさん

弁護士の女性。インタビューは、２０１５年7月29日、プッシュマンさんの事務所にて。

私の叔母のヘルガは、１９４１年1月30日にハダマーの殺害施設で殺されました。ヘルガは私の父親の妹です。殺されたときの年齢は17歳でした。彼女には、てんかん発作がありました。

私がヘルガの存在を知ったのは大人になってからでした。いまでも許せないのは、「T４作戦」を実行したナチスがしたことはもちろん、同時にヘルガの存在を隠し続けた父母です。家系にてんかん患者が存在することを知られたくなかったのだと思います。なぜそんな考え方になったのか、いまもわかりません。

このような考えを持っていたのは私たちの家族だけではありません。「T４作戦」の問題が社会の表に登場しにくいのは、遺族の家系内の障害者差別が影響していると思います。

私は、あまりにつらいヘルガの死に方を知ってから、自分で何ができるのかを考えました。そして、新聞で意見広告を出すことを思い立ちました。毎年とはいきませんが、ヘルガが殺害された日が近づいた頃に掲載しています。

殺害施設跡として残されているハダマーの記念館は、とても意義がある場所だと思います。私もできる限り行くようにしています。行くたびに叔母と77人の他の犠牲者にとってここが最期になったんだなということを思い起こします。いまでも名前がない人もいます。毎回つらくてたまりません。記念館は記憶を風化させない場所になっているのです。これからも史実を伝えていくために残していかなければなりません。

残念なことに、「T4作戦」の問題はドイツ社会の中でさえさほど知られていません。また、宗教や人種、政治に関連して虐殺された犠牲者のような補償政策はありません。あまりの残忍さに国そのものが正視できないでいるのかもしれません。心苦しいことですが、国はこのテーマに目を背けてはいけないように思います。

それでも私たちが個人としてできることはたくさんあります。いま問題になっている難民問題もそうです。地中海で難民たちが溺れ死ぬのを見て見ないふりをするのはいけません。困っている人には、無条件で手をさしのべるべきです。こうした営みの一つひとつが、「T4作戦」の深い反省

プッシュマンさんが出した意見広告の内容

インメモリアム、ヘルガ、

1923年8月5日生まれ。

1941年に連れていかれて、ナチスによって殺害された。家族によって黙殺されました。でも、あなたのことをずっと思い出しますよ。

あなたの姪　ギーゼラ・プッシュマン

につながるのではないでしょうか。

■アストリート・ライさん

歴史学の研究者の女性で、ザクセンハウゼン追悼博物館*の副館長。インタビューは、２０１５年5月19日、ザクセンハウゼン追悼博物館にて。

　他の大規模な収容所追悼記念館同様に、私たちのザクセンハウゼン追悼博物館でも、ここにきて改めて犠牲者の家族や親族からの証言や談話を収録することに力を入れています。収録した音声や映像は追悼記念館への来場者に視聴してもらったり、ナチスによる弾圧や虐殺に関する研究などに役立てていきます。

　ナチスの残虐ぶりを象徴するものとして、ユダヤ人の大虐殺と「T4作戦」による殺害があげられますが、そこには共通する点と異なる点をみることができます。

　まず異なる点ですが、ユダヤ人の犠牲者に関しては、多くの名前が不明なままです。これに対して、「T4作戦」については、少なくとも公式で

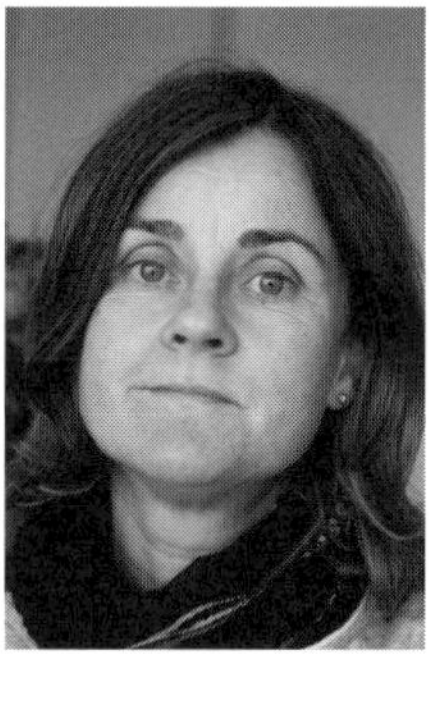

アストリート・ライさん

***ザクセンハウゼン追悼博物館**：ベルリン北部のブランデンブルク州に設置。元はザクセンハウゼン強制収容所で、ナチスの蛮行を忘れないために博物館に転用。開設は１９９３年1月。ザクセンハウゼン収容所は、収容所の中でも規模が大きく、戦時中の収容者は、開戦の段階で1万人あまり、終戦末期には4万７０００人を超えていた。他の収容所同様、門に「働けば自由になれる」のスローガンが当時のまま残されている。

実質的な作戦期間であった１９４０年１月から１９４１年８月までの犠牲者についてはかなりの名前が残っています。

私は最初の頃の殺害施設となったブランデンブルクについて調査をしました。犠牲者は約１万人でしたが、８３００人まで名前が判明しました。

また、「Ｔ４作戦」の場合は、宗教界や市民、一部の家族から抗議の声が上がりました。このような抗議は中止命令に少なからず影響を与えました。他方、ユダヤ人の虐殺については、市民社会からまとまった抗議の行動が起こることはありませんでした。

共通する点はたくさんあります。最大の共通点は、ドイツ民族の血を汚すまいとする民族衛生*の考え方です。

障害のある人を苦しめたのは「Ｔ４作戦」だけではありません。もう１つ忘れてならないのは、先行した遺伝性疾患子孫予防法（断種法*）によって男女ともに生殖機能が奪われたことです。犠牲者の数は約40万人とされ、手術の失敗で５０００人から６０００人が死亡しています。

比較的障害の軽い人に対しては、断種法で合法的に子どもを産めない状

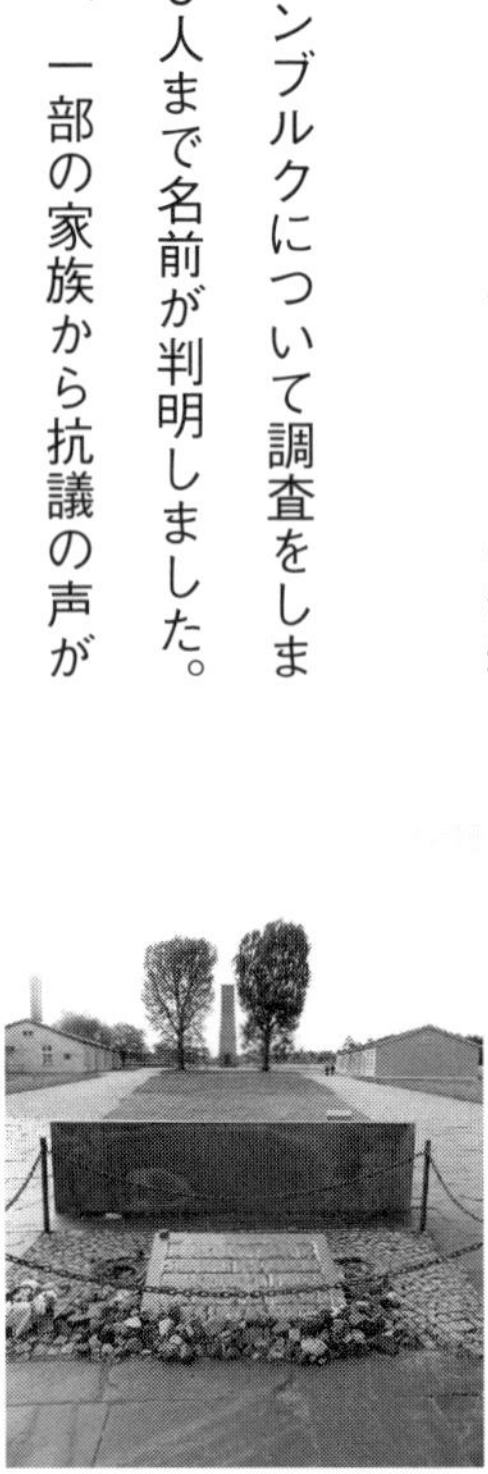

ザクセンハウゼン追悼博物館

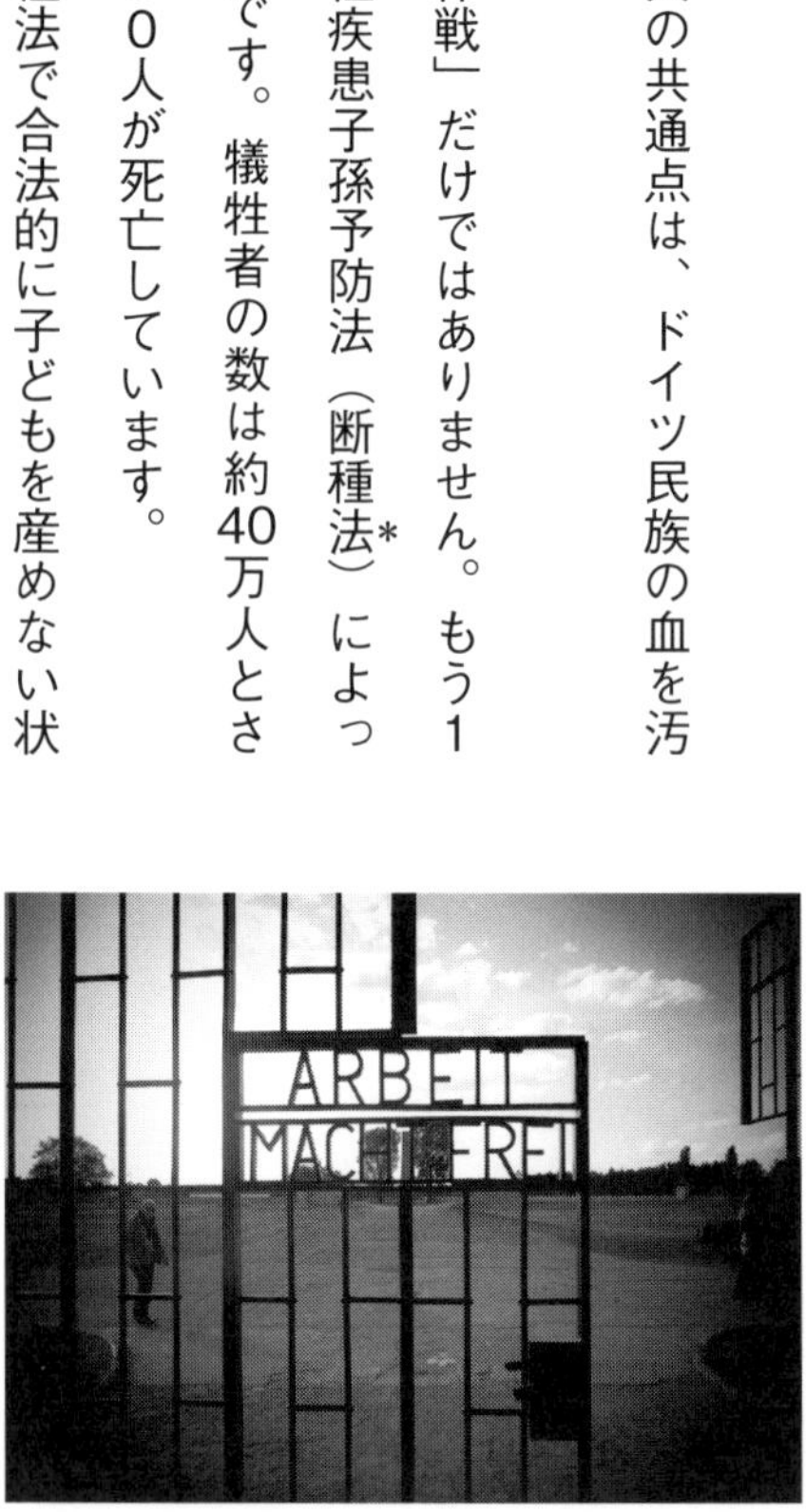

ザクセンハウゼン追悼博物館の門。ARBEIT MACHT FREI（働けば自由になれる）のスローガンが門に記されている

態をつくり、障害の重い人に対しては、法律ではなくヒトラーの命令書で「T４作戦」での死を強制しました。障害の重い人については、殺害することで公費を節約するとしたのです。

大事なポイントは、断種政策と「T４作戦」、そしてユダヤ人虐殺を関連づけてとらえることで、そこに共通する優生思想の害悪を認識することです。また、「T４作戦」で試されたことが、アウシュヴィッツ*などの絶滅収容所でのユダヤ人虐殺に引き継がれています。

悲しいことですが、優生思想や排外的な考え方は今も社会にはびこっています。これらとは、毎日毎日戦っていかなければなりません。その際に重要なことは過去と向き合うことです。過去のあやまちを克服する努力と同時に、過去から謙虚に学ぶことではないでしょうか。

「T４作戦」の恐ろしさ

「T４作戦」は「恐ろしい」の一言に尽きます。人間はどこまで残酷になれるのかということです。それは、次項の「T４作戦の本質」にもつながる

＊民族衛生：ドイツの優生学者アルフレート・プレッツによって提唱（１８９５年）。民族を対象単位としながら、「民族の純血を守る」とする考え方。ナチスは、ドイツ民族の優位さを保とうと、この考え方を強力に推し進めた。とくに、ユダヤ人やロマ、遺伝性の病気や障害、犯罪に関与した人などを民族の衰亡に関わると決めつけ、その滅亡を図ろうとした。人種衛生とも言う。

＊遺伝性疾患子孫予防法（ドイツ断種法）：もともとは、ヒトラーが台頭するかなり以前から準備されていた。１９１４年の時点で、「不妊と堕胎の法制化計画」がドイツ帝国議会に提出。第一次世界大戦が始まったこともあり、いったんは影を潜める。しかし、断種法を求める圧力は根強く、ヒトラーの政権掌握後に一気に浮上。１９３３年７月に制定。この法律のなかで、断種および強制断種は、「次の世代のための事前配慮」と明記されている。

＊アウシュヴィッツ絶滅収容所：ナチスが、第二次世界大戦中に国家を挙げて推進した民族衛生および人種差別政

ものです。

この恐ろしさは大きくみて、３つでとらえることができます。１つ目は、無抵抗の人が標的になったことです。犠牲者の大半は知的障害者や精神障害者で、言い換えれば、物事を主張できない人、主張できにくい人に殺害が集中しました。近代にみる最大の「弱い者いじめ」と断じていいと思います。卑怯以外の何物でもありません。

２つ目は、「やっているのは私だけではない」と自身の行動を正当化しようとする態度です。殺害に関わった人の大半は、少なくとも最初の段階では、おかしいと思ったに違いありません。殺害に手を染めることにためらった人もいたはずです。しかし、ヒトラーの命令書と戦時下という異常な環境は、そうした気持ちを一気に萎《な》えさせてしまいました。

ナチズム（ヒトラーの世界観）の強要と圧政、それに人間の弱さの一面である群集心理が重なりながら、「やっているのは私だけではない」という身勝手なささやきが忍び寄るのです。

３つ目は、無自覚や無感覚と言われる状態です。人間には、絶対に超えて

策に基づく最大の殺害施設。ホロコーストの中心施設で、犠牲者の大半はユダヤ人だった。アウシュヴィッツのエリアには３つの収容所が建設された。このうち、第1番目をアウシュヴィッツ収容所（１９４０年）、第２番目をビルケナウ収容所（１９４２年）と言い、これらを総称してアウシュヴィッツ＝ビルケナウ絶滅収容所と呼ぶ。ユネスコの世界遺産委員会は、二度と同じ過ちを繰り返さないようにと、１９７９年に世界遺産リストに登録した。場所はポーランド南部。

はならない一線があります。その最たるものが人を殺《あや》めることであり、一線を超えたのが、「T4作戦」でした。一線を超えた状態が長く続いたり、超えてはならない行為を大規模に繰り返しているとどうなるでしょう。人間性の変質が始まります。つまり、人間らしい感性は壊れ、まともな判断力が失われてしまいます。それを、無自覚や無感覚の状態と言い、思考停止の状態とも言います。戦争はその典型です。

「T4作戦」に関与したスタッフも同じような状態に陥り、人間を人間と思えなくなり、人を殺すことをなんとも感じなくなってしまったのです。

こうした状態が一定の期間続くと、簡単には止まりません。それどころかこの思想・感覚が増幅しながらの悪循環に陥り、伝染するようにして広がりをみせるのです。思考停止のエスカレーション状態と言っていいのではないでしょうか。「T4作戦」は、野生化しながらこの道をたどることになりました。

「T4作戦」の本質

次に、「T4作戦」の本質に迫りましょう。ただし、当事国ドイツでも「T4作戦」の検証や総括は、ユダヤ人の大虐殺などと比べて大きな後れをとっています。本質面の本格的な解明は、これから続けられると思います。次に掲げるのは、私の現段階での考えです。4点にまとめました。

第1は、作戦の対象を「価値なき者」と断定したことです。ここでの「価値なき者」とはいったい誰を指すのでしょう。「T4作戦」についてのヒトラーの命令書や、これに続く安楽死リストを作成するために、ドイツ全体の病院や治療介護施設に配った登録カードなどを合わせみると、このことははっきりしています。それらには、その対象を、「治る見込みのない者」、そして「働く能力のない者」としています。とくに、後者の労働能力の有無が最大の選別基準となりました。労働能力のない者は、社会的に意味のない者と切り捨てたのです。重度障害者の大半はその範囲に含まれました。

ナチス政権は、このような考え方への市民社会の支持を得ようと、第二次

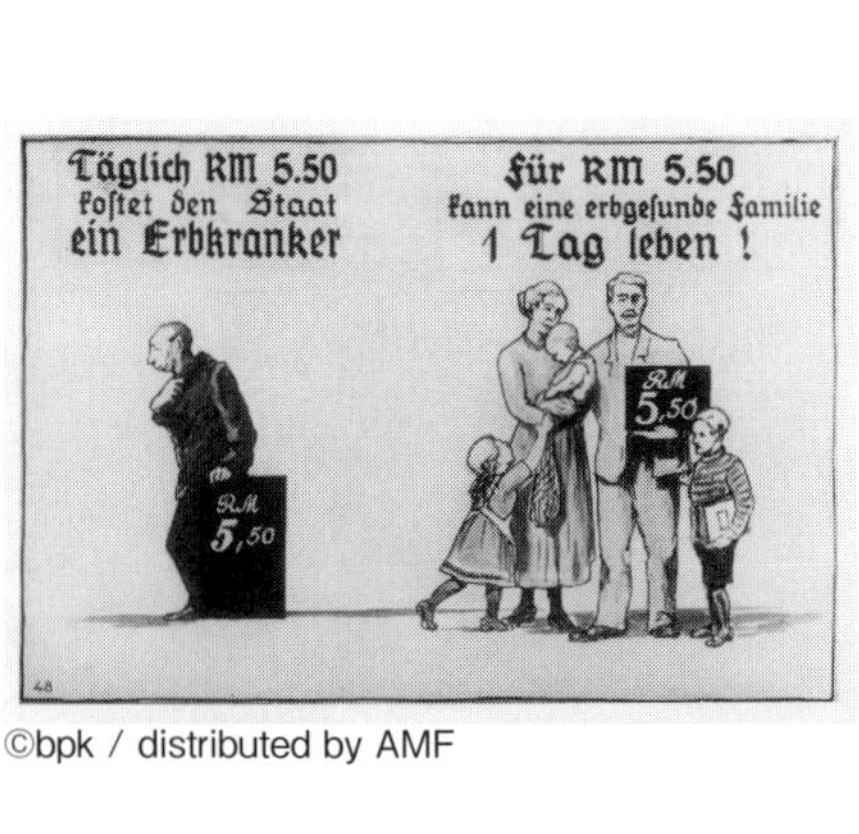
Täglich RM 5.50
kostet den Staat
ein Erbkranker
Für RM 5.50
kann eine erbgesunde Familie
1 Tag leben !
RM 5,50
RM 5,50
©bpk / distributed by AMF

ナチスのポスター。左側には障害のある人の上に「遺伝病の人は国の税金が毎日5・50マルクかかる」と書かれている。右側には比較するように、5人家族の上に「5・50マルクがあれば、健康な家族が1日暮らせる！」と書かれている

世界大戦の前後に映画でのニュースやポスターなどを通し、「働けないような障害者に貴重な税金を使うのは無駄ではないか」とするプロパガンダ（政権に都合のいい宣伝）を大々的に行なっています。

このような考え方はナチスによって突然現れたわけではありません。ヒトラーが政権に就いた1933年よりはるか以前の1920年に、すでに重要な動きがありました。それは、精神科医のアルフレート・エーリッヒ・ホッヘ*と法律家のカール・ビンディング*の共著による『Die Freigabe der Vernichtung Lebensunwerten Lebens（生きるに値しない命*を終わらせる行為の解禁）』の出版でした。「T4作戦」の礎となったものです。

第2は、医師を中心とする医療関係者が、「T4作戦」に自主的かつ積極的に加担したことです。障害のある人や患者を守る立場であるはずの医師が、真逆の行為に走ったのです。嘘をついて病院や治療介護施設から「灰色のバス」に乗せ、殺害施設に送り込みました。殺害施設に到着後もだまし続け、偽りの診察の後で偽装のシャワールームへと促しました。「最終処分」のためのガス栓を開く役割も医師でした。

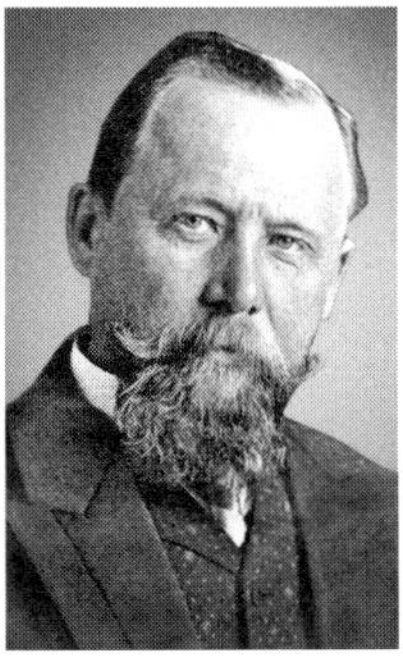

＊アルフレート・エーリッヒ・ホッヘ：1864〜1943年。ドイツの精神科医。

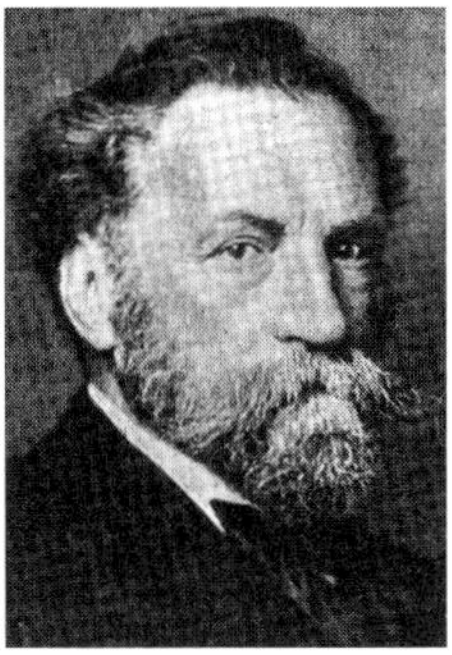

＊カール・ビンディング：1841〜1920年。ドイツの法律家。

問題は、なぜこのような行為に走ったのかということです。たしかに、ヒトラーの命令が大きかったことは事実かと思います。でも、それだけではありませんでした。先にも述べた通り、その最大のものは医師としての、医学者としての欲望でした。ヒトラーの命令書を口実に、かねてからの人体実験*という欲望をかなえたかったのです。おびただしい数の脳の標本がつくられ、殺害前の段階での結核菌の植えつけやウイルスの研究、神経病理学的な実験など多岐に及びました。

建前としては、医師は「T４作戦」への協力を拒んでも処罰されないとされていました。現に、安楽死リスト作成の調査に手を貸さなかったり、なかには「T４作戦」がいかに不正なものであるかを暴いた者もいます。

しかし、実際には、「T４作戦」に協力しない者の多くは、政治的な信条などを理由に捕らえられ、ユダヤ人医師と共に国外に追放されたり、強制収容所や絶滅収容所*に送られています。収容所に送られた者の多くは生還することはありませんでした。

＊「生きるに値しない命」（Leben-sunwerten Leben）：ナチス・ドイツが、「劣等的な資質」とされた人びとを社会的に排除するために民族衛生政策で用いたフレーズ。「精神的死の状態」とも言う。知的障害者や精神障害者が主な対象で、殺害や人体実験の容認時に用いられた。

＊人体実験：化学兵器や生物兵器、薬物などの有効性を試すために、動物でなく人で実験を行なうこと。第二次世界大戦中に日本軍が行なった「731部隊」による毒ガスや細菌学の研究・開発や九州大学医学部で行なった米軍捕虜に対する生体解剖事件などもこれにあたる。

＊強制収容所や絶滅収容所：ナチス・ドイツは、第二次世界大戦中を中心にドイツ国内および占領国に数百カ所の収容所を設置した。これらを総称して強制収容所と称した。強制収容所のうち、最初からユダヤ人などの大量殺害を目的とした収容所を、特別に絶滅収容所と呼んだ。その代表格はアウシュヴィッツ＝ビルケナウ収容所である。なお、強制収容所においても過酷な強制労働などで死に追いやられたり、収

容所内の刑場で命を奪われた者が少なくない。

「T4作戦」とユダヤ人大虐殺

第3は、「T4作戦」の犠牲者が自らの家族から厄介者扱いされたことです。もちろん、すべての家族がそういうわけではありません。それでも、率先して「T4作戦」に協力したり、46ページでインタビューしたギーゼラ・プッシュマンさんの父母のように、殺害後に自分の家族から抹殺してしまうような振る舞いは少なくありませんでした。

ナチスの政権下にあって、障害のある人の多くは差別や偏見に見舞われたはずです。そんな中で、どんな場合でも信頼を寄せたのが親を中心とする家族でした。それが見放されたり裏切られたとなれば、そのつらさはいかばかりかと思います。

このような家族による仕打ちは、「内なる差別」の1つです。「内なる差別」と言えば、個人の中の意識の一部分を指すのが基本かと思いますが、家族内から生まれる差別もまた広い意味での「内なる差別」と言ってもいいのではないでしょうか。

そこには、障害のない他の兄弟姉妹や孫など、親族の就職や結婚などへの影響を避けたいとする心理が働くのでしょう。加えて、ナチスが言うところの「厄介者」を産んだことの自責の念にかられた人もいたはずです。戦争と言う異常な環境と人間に備わる弱さとが絡み合いながら、「内なる差別」を増長させていったのです。

実は、この「内なる差別」は、戦後も続いています。ユダヤ人の虐殺と「Ｔ４作戦」の問題を比べると、補償問題１つとってみても大きな開きがあります。とくに「Ｔ４作戦」の補償は、完全には解決していません。その背景に、遺族の対応のバラつきがあります。身内に障害者が存在することを知られたくなく、補償の訴えが鈍くなってしまうのです。

第４は、「Ｔ４作戦」があのユダヤ人大虐殺のリハーサルだったことです。時系列でとらえると、「Ｔ４作戦」の前に展開されたのが、１９３３年成立の断種法*に基づく断種政策でした。「Ｔ４作戦」の公式な実施期間は１９３９年９月から１９４１年８月までで、この直後の１９４１年の後半から絶滅収容所の建設やユダヤ人虐殺*の作戦が本格化します。つまり、断種政

ナチス・ドイツと障害分野に関する年表（概要）

1918年11月11日	第一次世界大戦終結、ドイツ敗北
1919年6月28日	ヴェルサイユ条約調印（ドイツにとっては、屈辱的な条約とされた）
1920年2月	ドイツ国家社会主義労働者党（ナチス）結成
1920年	『生きるに値しない命を終わらせる行為の解禁』公表（アルフレート・ホッヘ、カール・ビンディング著）
1933年1月30日	ヒトラー首相就任
1933年7月14日	政党新設禁止法制定（ナチ党による一党独裁宣言）、遺伝病疾患子孫防止法制定
1935年9月15日	ニュルンベルク人種法制定
1935年10月18日	ドイツ民族の遺伝衛生保護法（婚姻優生法）制定
1938年11月9日	水晶の夜（クリスタル・ナハト）

策、「T4作戦」、ユダヤ人虐殺が、連続的かつ段階的に進められたのです。

これらの作戦や計画の間にどの程度の緻密さがあったかは明確でありませんが、そこには全体を貫く基本的な考え方や政策がありました。全体を貫くものとは強い優生思想であり、ヒトラーが推し進めた民族衛生や人種衛生、民族浄化という考え方に他なりません。

「T4作戦」からユダヤ人虐殺への移行にあって、もっとも大きかったのはガスで大量に殺すという手法でした。ユダヤ人虐殺にチクロンB＊を主成分とする猛毒ガスが多用されたことは有名ですが、「T4作戦」での一酸化炭素ガスによる殺害方法の下地の上に、より強力なガスが用いられたのです。

「T4作戦」に関連した医師を中心とする少なくないスタッフが、アウシュヴィッツ・ビルケナウなどの絶滅収容所に移ったことも明らかになっています。焼却炉などの装備類についても、「T4作戦」が試行的な意味を持ちました。

こうしてみていくと、最初の断種法の時点で食い止めていれば、もしかしたらその後の展開に変化があったのではと悔やまれます。

1939年9月1日	ドイツのポーランド侵攻で第二次世界大戦始まる。「T4作戦」のヒトラーによる命令文発令
1940年1月	「T4作戦」実行開始（＊T4作戦本部設置と準備開始は1939年10月）
1941年8月24日	「T4作戦」中止命令、その後は「T4作戦」の野生化
1941年10月	「ラインハルト作戦」実行開始。作戦終了時頃から、絶滅収容所でのユダヤ人などの大量虐殺が本格化。
1941年12月9日	ホロコースト始動、ヘウムノ絶滅収容所にて
1945年1月27日	アウシュヴィッツ絶滅収容所がソ連軍により解放 この事実を基準日に、国連は1月27日を「ホロコースト犠牲者を想起する国際デー」と定める
1945年5月8日	ドイツが無条件降伏

＊断種法：51ページ参照。

＊ユダヤ人虐殺：19ページ参照。

目をつむっていたドイツ社会

筆舌に尽くしがたいほどの恐ろしい「T4作戦」ですが、この問題を現代のドイツ社会はどのように受け止めているのでしょう。結論から言うと、市民社会の間で、ほとんど話題になることはありませんでした。

先にも述べたように、同じく悲惨な運命をたどったユダヤ人大虐殺とは、戦後の対応に大きな違いがありました。たしかに虐殺の規模は異なりますが、市民社会の向き合い方の違いは、それだけではないように思います。

無抵抗の者への国家的な蛮行という厳然とした事実に、市民社会として直視しにくかったのかもしれません。たとえ戦時下であったにしても、ヒトラーを中心とするナチスの悪行であったにしても、市民社会として見て見ぬふりをしていたこと、時に加担していたことに対する負い目があったのかもしれません。

故ヴァイツゼッカー元ドイツ大統領*の名言に、「過去に目を閉ざす者は、結局、現代にも盲目となる」*がありますが、そのヴァイツゼッカーが十分に

***チクロンB**：青酸化合物による強力殺虫剤。ナチス・ドイツによって、絶滅収容所での毒ガスとして用いられた（多くの証拠と証言がある）。研究そのものは、第一次世界大戦の前から毒ガス研究者と昆虫学者の間で進められていた。現在は使用されていない。

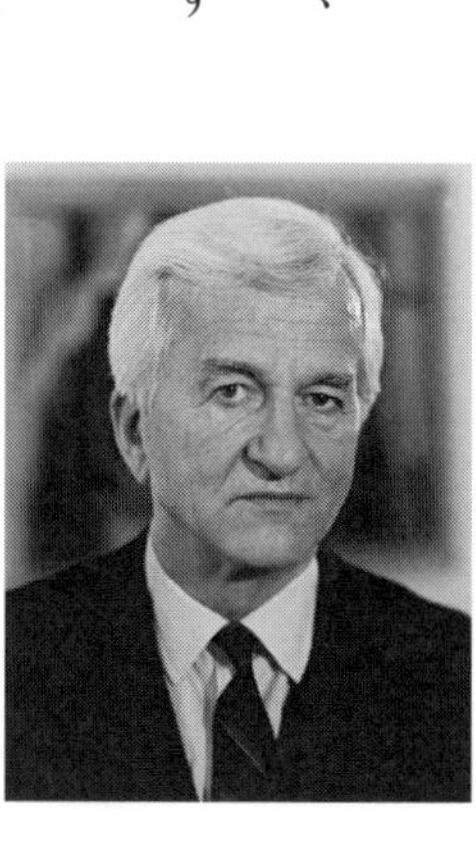

***リヒャルト・ヴァイツゼッカー**：1920～2015年。ドイツの政治家。西ドイツ時代の第6代連邦大統領。東西ドイツ統一後の初代大統領。大統領の通算在任期間は1984年～1994年。ヒトラーによるユダヤ人などの虐殺を、ドイツ自らの過去として直視すべきとし、その事実からドイツ国家としての強い反省を表明した。

***「過去に目を閉ざす者は、結局、現代にも盲目となる」**：ヴァイツゼッカーによる『荒れ野の40年』（日本語

目を開かなかった問題に「Ｔ４作戦」の総括と謝罪があったのではないでしょうか。

正確に言えば、「Ｔ４作戦」がまったく表面化しなかったわけではありません。とくに、政府や司法の中枢、また精神医療や小児精神医療を中心とする医療界のリーダー層、歴史学者などの間では知られた事実でした。現に、戦後のドイツ社会にあってしばしば頭を出しています。

たとえば、戦後まもなくの１９４５年11月には、ラジオ放送で、現役の精神科医による講演という形で「Ｔ４作戦」の一部が暴かれています。戦後集中して開廷された戦争犯罪裁判の中でも、いくつもの証言があり、厳しい判決が下っています。

さらには、１９８３年には評価の高い著者（エルンスト・クレー*）によって『ナチス国家における安楽死』が出版され、１９８７年には、強制断種の被害者と「Ｔ４作戦」の被害者によって、「被害者連盟」が結成されました。しかし、こうした動きは前述の理由などともあいまって大きな流れになることはありませんでした。

訳は岩波ブックレット）と題する、１９８５年5月8日の連邦議会における演説の中の一節。国民に対して、過去のあやまちをあいまいにすることなく、同時に未来に向けて共同で責任を果たしていこうと呼びかけた。

＊エルンスト・クレー：ドイツの医師。『第三帝国と安楽死』（批評社）を執筆した。そのなかに、病人の治療を使命とする医師が、その地位を利用して患者や家族をだまし、そして殺害、それも治療の場であるはずの精神病院において日常的に繰り広げられていたとある。

破られた70年の沈黙

沈黙状態を破ったのが、２０１０年11月26日のドイツ精神医学精神療法神経学会（ＤＧＰＰＮ）の年次総会・追悼式典でのフランク・シュナイダー会長＊（当時）による「ナチス時代の精神医学——回想と責任」と題する特別談話でした。

談話は、「みなさん、われわれ精神科医は、ナチスの時代に人間を侮蔑《ぶべつ》し、自分たちに信頼を寄せてきた患者の信頼を裏切り、だまし、家族を誘導し、患者を強制断種し、死に至らせ、自らも殺しました。患者を用いて不当な研究を行ないました。患者を傷つけ、それどころか死亡させるような研究でした。この事実に直面するのに、そしてわれわれの歴史のこの部分と率直に向き合うまでに、どうしてこんなに長い時間がかかったのでしょうか」と始まりました（邦訳：岩井一正）。

談話はかなりの長文で、かつ精緻なものでした。その大要は、①被害者及び遺族への謝罪②精神医学界としての組織的な強制断種や「Ｔ４作戦」への

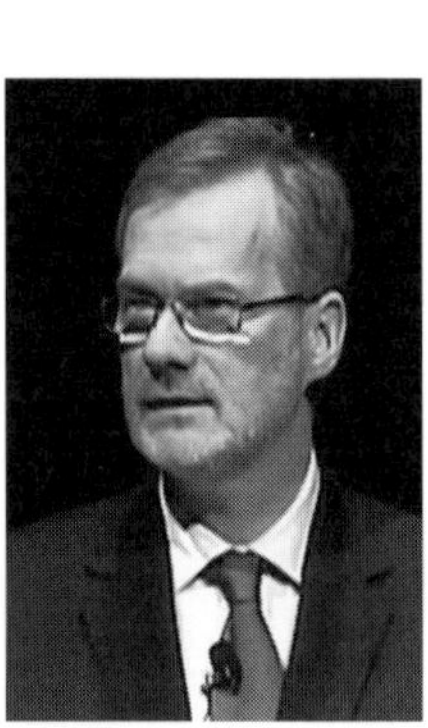

＊フランク・シュナイダー：ドイツ精神医学精神療法神経学会元会長。会長当時は、アーヘン工科大学医学部精神科教授を兼務。２０１５年６月開催の第１１１回日本精神神経学会学術総会（大阪）に招待。ここで、「ナチズム下の精神医学—追想と責任」と題する特別講演を行なっている。

関与の事実③誤った行為を隠してきた経過と背景④国際検証委員会の設置を含むDGPPNとしての今後の取り組みの方向などを示しています。

　DGPPNの総括と謝罪の特別談話にあって、もっとも注目すべきは、組織内に検証委員会を設置し本格的な調査と検証を明らかにしたことです。検証委員会の公式なメンバーは４人で、委員長にフォルカー・レルケ（ギーセン大学医学史科学長、教授、ドイツ人）が就き、客観性を高めるために国際的な医学者と歴史学者で構成されています。フランク・シュナイダー会長は、私と２０１５年６月に会った折に、「今秋には検証報告書がまとまる」と言っていました。約束通り、２０１５年11月に『検証委員会最終報告書*』がまとまりました（刊行は２０１６年になってから）。それは膨大で、５１２ページに及びます。

　紙幅の都合で内容に立ち入ることはできませんが、はっきりしていることがあります。それは登場人物の膨大さです。個人と学術団体ネットワーク内グループの結託と失脚、さらには政治とネットワークとの生々しい関係性が描かれています。

＊検証委員会最終報告書：原題 Die Gesellschaft Deutscher Neurologen und Psychiater im Nationalsozialismus／Schmuhl, Hans-Walter【著】

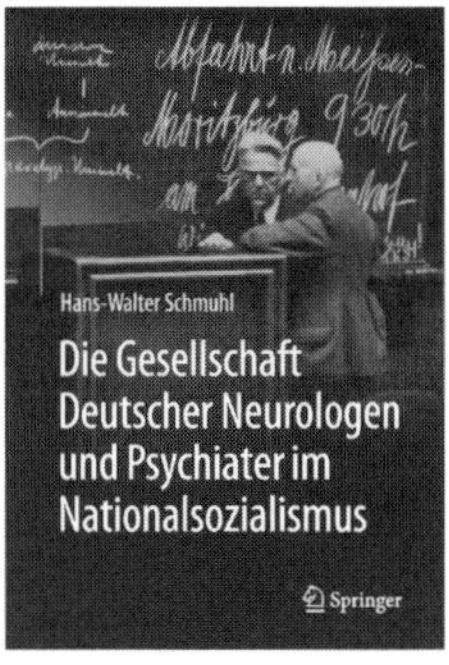

膨大な数の人物が登場するなか、一貫してその中心に座っているのが、精神科医のエルンスト・リューディン*です。最終報告書の全体からみても、リューディンが、ナチス政権下での断種政策や「T４作戦」の首謀者であることは間違いありません。

ただし最終報告書には、「キーパーソンであるリューディンはためらったり、決心がつかなかったりした」とあり、続いて医学ネットワークの力関係がリューディンを動かした側面もあるとの記述があります。首謀者であることは間違いないにしても、全体の指揮をとったといえるほど単純でないことも事実です。

ナチス独裁という大権国家*の下での法律を無視した異常な政治体制にあって、医療もまた優生思想で覆われるなど異常な事態に分け入っていきました。主たる人物に焦点を当てることに加えて、個人を超えた複雑で流動的な背景があったことも見逃してはなりません。今般の最終報告書を重要な節目としながら、報告内容のさらなる掘り下げと真相の究明を期待します。

***エルンスト・リューディン**：28ページ参照。

***大権国家**：法に規制されず、政治的目標達成を最重点に行動するという国家の運営手法。対概念としては規範国家があり、こちらは法に則って行動するもの。政治学者のエルンスト・フレンケルがナチス・ドイツについて書いた書籍『二重国家』によると、ナチスドイツは大権国家と規範国家の2つから成り立つとしている（『二重国家』エルンスト・フレンケル著、ミネルヴァ書房、１９９４）。

知られ始めた「T4作戦」の惨劇

「T4作戦」の検証と並行して、「ナチス・ドイツと障害者」に関する記録と記憶を絶やさない活動が行なわれ始めています。その1つ目は、殺害施設の保存です。当時のまま残っているのはドイツ中西部のハダマーと北東部のベルンブルクにある2カ所のみです。いずれも歴史的な価値は非常に高いと思われます。残りの4カ所は戦後解体され、現在は記念碑があるぐらいとされています。

2つ目は、「T4作戦」についての本格的な記念モニュメントが完成したことです。建設された場所は、ベルリン市内中心部のベルリンフィルハーモニーの本拠地の一角です。かつて「T4作戦」の本部が置かれていたところです。2014年9月にようやく完成しました。ユダヤ人虐殺の記念碑や慰霊碑と比べて大きな後れをとりました。厳密には、以前から同じ敷地内に小ぶりの記念モニュメントがありましたが、人目につきにくく、「T4作戦」を意識して訪れる人は少なかったようです。

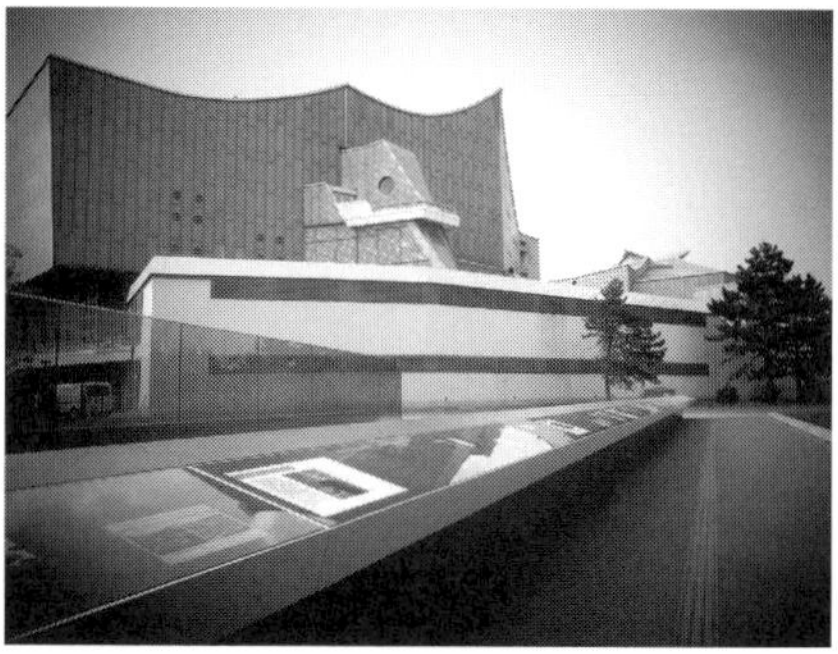

「T4作戦」の記念モニュメント（2014年9月に完成）

新たな本格的なモニュメントは、幅が約24ｍで、高さが２ｍあまりとかなりの規模です。これに象徴的で基本的な資料が組み込まれています。横長のモニュメントを時期ごとに９つのブロックに分け、写真と説明文がつけられ、音声ガイドもありました。43ページに掲載した遺族へのインタビューに登場してもらったヘルムート・バーデルさんについても、顔写真入りで証言が紹介されています。

私は、これまで2度訪ね、それぞれ30分間ほど留まっていましたが、いずれもその間に若い年代層を含む10組ほどが来ていました。

３つ目は、ＤＧＰＰＮの製作による「Ｔ４作戦移動展示セット」です。重厚な木製パネルの上に文字や写真をあしらったもので、内容的にもデザインの面でも見ごたえのあるものです。１９９９年の原型から始まり、その後改訂が重ねられ、いまではドイツ国内はもとよりさまざまな国で展示されています。日本でも、縮小バージョンながら、岩井一正*らの手で邦訳版が製作されています。

＊岩井一正：精神科医で神奈川県立精神医療センター所長。ドイツ精神医学精神療法神経学会のフランク・シュナイダー会長（当時）の２０１０年年次総会での「Ｔ４作戦」に関する追悼式典における特別談話を邦訳し、日本に紹介した。また、「Ｔ４作戦」関連の移動展示の日本語版の製作にも貢献。

「ナチスと障害者」の記録と記憶

「T４作戦」や強制断種の問題とは直接関係しませんが、ドイツ国内には、「戦争と障害者」に関して、また戦争の悲惨さを忘れまいとする工夫やしかけがさまざま施されています。記憶文化と言われるものです。第１章13ページで記したベルリン抵抗運動記念館の付属施設となっている「オットー・ヴァイト盲人作業所博物館」もその１つですが、他にも数々あります。以下に、強く印象に残ったもののいくつかを紹介します。

まずは、ベルリン盲学校に隣接したベルリン盲人博物館に残っている爪痕《つめあと》です。「視覚障害児の戦争参加」のコーナーには、触って学べる人種識別教材が展示されています。具体的には、目の見えない小学校低学年の子どもたちが、顔面の模型を触りながら、アーリア人（ゲルマン民族の一部の人種で、戦争中は優秀で純粋なドイツ人とされていた）を当てるというものです。

並べられていた顔面の模型は、アーリア人に加えて、ユダヤ人、ロシア人、アフリカ系黒人でした。私も触ってみました。あまりの凹凸の誇張であ

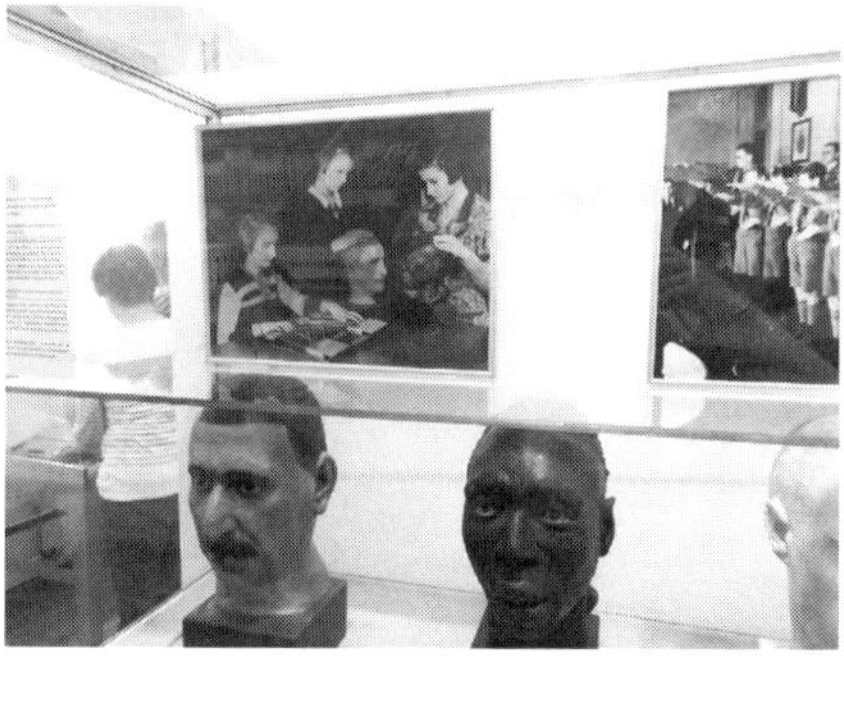

視覚障害児の人種識別教育に用いた顔面模型

り、指先から伝わってきたのは嫌悪感と不気味さだけでした。また、顔面模型の後ろ側には、目の見えない小学校低学年の子どもたちがヒトラーを称える独特の敬礼（ハイルヒトラー＝ヒトラー万歳）を行なっている写真がありました。

自ら聴覚障害者で、ハンブルク大学の教員であるマーク・ザフロフさんは、私との対談の中で、「ろう者の中でももっとも苦しめられたのはユダヤ人のろう者だ」と力説しました。ユダヤ人のろう者は、ヒトラーからは障害者であることとユダヤ人であることで迫害を受け、ドイツのろう社会からはユダヤ人であることで排斥され、ユダヤ人社会からも障害を理由に差別されるなど、幾重にも虐げられたのです。

苦しめられたユダヤ人のろう者のための慰霊碑・記念碑を建設することは、ドイツ社会の責務であり、その実現に向けて、国会や政府の役割は言うに及ばず、それらに働きかけるのはドイツろう者団体の重要な役割であることを熱っぽく語っていました。

障害分野を離れて、記憶を絶やさない全体的な活動について2つ掲げま

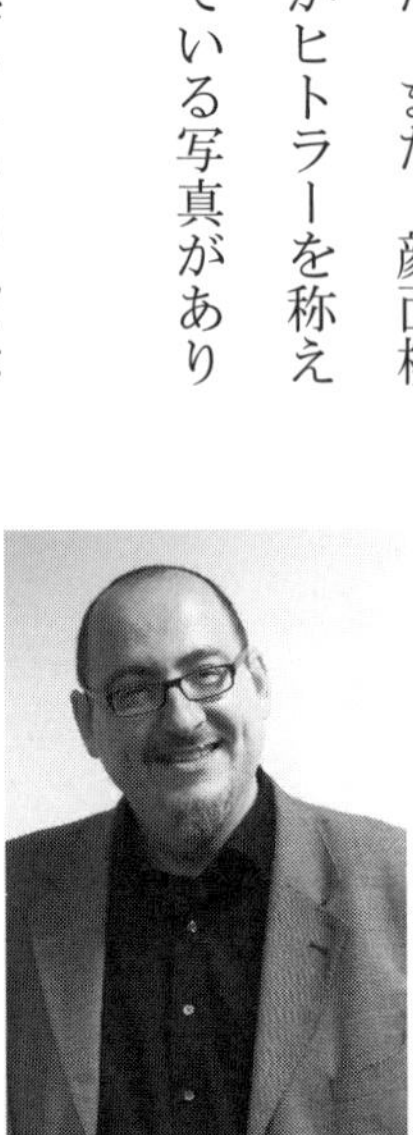

マーク・ザフロフさん

す。まずは、ドイツを中心に欧州全域で進められている「つまずきの石」の敷設運動です。絶滅収容所に強制連行された家族や個人の家の前の歩道に、10㎝四方の銅板を埋め込むというものです。この銅板には一人ひとりの犠牲者の名前と連行された期日が刻まれています。

実際にはつまずくほどではありませんが、それでも5㎜ほど浮き出ていて、わずかに引っかかる感じです。この引っかかりの中に過去を忘れまいとする意図が込められているのです。２０１８年5月の時点で、ドイツ国内では6万７０００枚が、ドイツ以外の欧州全域でも6万１０００枚が敷設されているといいます。

もう１つ紹介したいのは、ベルリン市郊外のグルネヴァイト駅の「17番ホーム」です。グルネヴァイト駅には、通常の鉄道駅以外に特別に17番ホームがあります。戦争当時は人気のない森に覆われた駅で、ここからアウシュヴィッツなどの絶滅収容所へ向けてユダヤ人を運ぶ貨車が出発しました。いまはレールは外され、ホームには60数枚の鉄板プレートが埋め込まれていま

歩道に埋め込まれている「つまずきの石」

す。貨車の出発年月日、運ばれた人数、行き先の収容所名が刻まれていました。

　このように、ドイツ社会全体として、戦争の惨《むご》たらしさや愚かさを後世に残す活動は非常に積極的で、いまも進化しています。後れをとった「Ｔ４作戦」や強制断種の分野ですが、関係者の間でこれらに追いつき、合流しようとする努力が懸命に行なわれています。

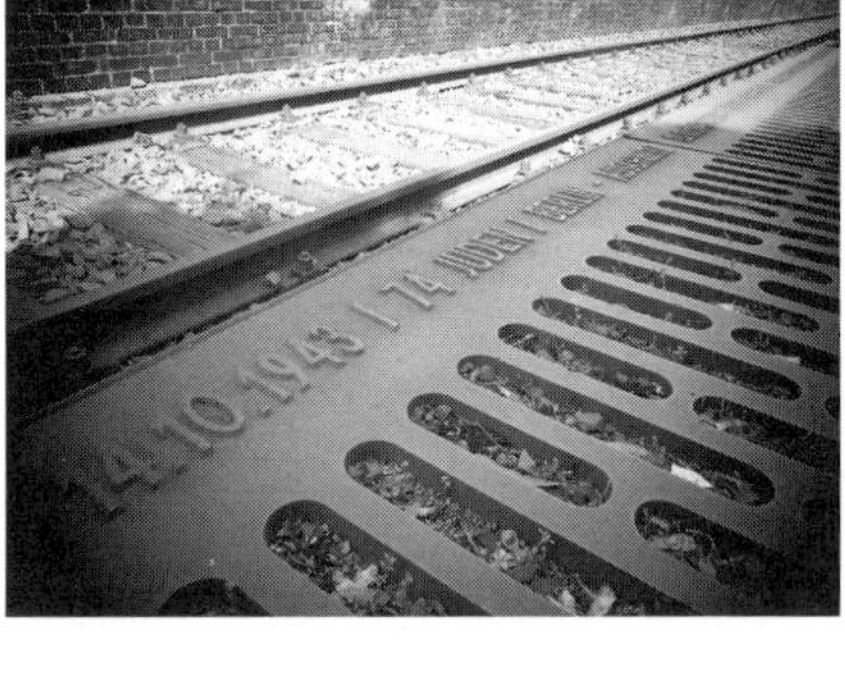

ベルリン郊外・グルネヴァイト駅の17番ホーム

第3章

優生思想は多くの国々で、私たちの日本でも

世界を覆った優生思想

ナチス・ドイツによる優生政策とこれと関係しながらの民族浄化[*]政策は、あまりに多面的でした。犠牲者数でみていくとユダヤ人の虐殺が群を抜き、もう1つは障害者などの社会的に弱い立場にある者に対する「T4作戦」による安楽死政策と強制断種政策があげられます。これらは、ナチスドイツが第二次世界大戦に向かう過程で、また戦争のさなかで、もっとも強められました。

ただし、規模の大小を別にすれば、優生思想に基づいた政策は決してナチス・ドイツの専売特許ではありません。実は、多くの国で国策または州策として展開されています。全体としては、欧州や北米に集中しましたが、アジアにも広がりを見せました。

代表的な国は、ドイツに加えて米国であり、そして福祉国家で名高いスウェーデンでした。注目すべきは、時系列でみると米国がナチス・ドイツに先行していた点です。米国は、自国の著名な財閥資金を用いながらナチス・ドイツを後押しし、優生政策の進展に大きく影響を及ぼしました。両者の関

***民族浄化**：51ページの民族衛生を参照。

係は一方的ではなく、相互に相手を刺激しながら、第二次世界大戦以前から深い交流がなされていました。

米国とドイツの優生政策の交流は、ドイツが大戦に突入した後も続いたとされています。米国とナチス・ドイツの戦争状態は第二次世界大戦の開戦時よりだいぶずれ込みますが、それでも間もなく敵国同士になる両者の戦時下でのこうした交流は驚きの他ありません（ドイツの第二次世界大戦の開戦は１９３９年９月１日で、米国とドイツの戦争の始まりは１９４１年12月11日）。それほどまでに、優生政策の交流には高い価値があると考えていたに違いありません。

以下、ナチス・ドイツ下での優生政策を紹介し、それ以外の国がどうだったのか、ここでは米国とスウェーデンに焦点を当てます。本章の後半では、日本での優生政策についても触れたいと思います。

ナチス・ドイツの断種政策

２０１５年11月に発表のあったドイツ精神医学精神療法神経学会の下に設

置された障害者虐殺に関する『検証委員会最終報告書』は、断種政策関連の章の冒頭で、「第三帝国初期の数年間に於ける、生政治《せいせいじ》*に関するナチスの施策でもっとも重要なものが、遺伝性疾患子孫予防法による断種政策だった事に疑いの余地はない。」（原田公夫訳）と明記しています。

ヒトラーは、１９３３年1月30日に合法的に首相の座について以来、短期間のうちに、しかし着々と独裁国家としての基礎を打ち固めていきます。その最初の段階の本格的な動きとして、同年7月14日に３つの重要な法律が定められました。

３つの法律とは、①政党新設禁止法*、②国民投票法、③遺伝性疾患子孫予防法（断種法*）です。断種法が、ヒトラーの権力基盤を固めるための他の２つの法律と同じ日に成立したところに、その政治的位置づけの重さがうかがえます。成立した断種法は、細かな規定となる施行規則の制定を経て、１９３４年1月1日に発効となりました。

この法律がもっとも猛威を振るったのは発効後の約2年間あまりで、「T４作戦」の実施段階（１９３９年10月以降）の頃は下火となります。効力そ

***生政治**（**Bio-politics**）：ミシェル・フーコーが提唱した国民を支配する概念の一つで、法制度以外の外的環境を整備して国民を従わせようとするもの。ナチス・ドイツの場合は、優生学を生政治の基本に据え、優生学の成果を用いながら、特定の国民を選別、排除及び抹消しようとした。

***政党新設禁止法**：ヒトラー率いる国家社会主義ドイツ労働者党＝ナチ党以外の政党を認めないとする法律。一党独裁法とも言う。

***遺伝性疾患子孫予防法**（**断種法**）：51ページ参照。

のものはナチス政権下で継続しますが、廃止は2007年まで待たなければなりませんでした。

ヒトラーは、ドイツ民族の純血の保持を何より重視しました。そのために、国家が国民の生殖管理に深く立ち入るべきと考えました。ユダヤ人の排斥や殲滅《せんめつ》と合わせてもう1つの重点政策が、障害のある人や病気の重い人に子どもを産ませないことでした。その切り札的な政策が断種法で、この下で男女を問わず断種手術を強制したのです。

断種法の対象となったのは主には遺伝性の障害や疾患で、具体的には、先天性知的障害、統合失調症、躁鬱病、遺伝性てんかん、遺伝性舞踏病（ハンチントン病）、遺伝性全盲、遺伝性ろうあ、重度の遺伝性身体奇形、中度もしくは重度のアルコール依存症の9種類でした。大半は手術による断種でしたが、38歳以上の女性に対しては、生殖臓器へのレントゲン照射も用いられました。犠牲者数は、36万人から40万人とされています。また、手術中に、あるいは直後に死に至った者は5000人から6000人と推定されています。

強制断種の可否の判定は、各地の遺伝健康裁判所*で行なわれました。裁判所への申請にあたっては、実質的には精神科医の診断がものを言いましたが、形式的には家族による本人への説得を含めて、本人の「自由意思」となっています。こうした形式がとられた理由として、後の段階での医師と被害者との間のトラブルを避けたかったのではとされています（先の『検証委員会最終報告書』より）。

なお、強制断種を逃れる道が1つ残されていました。それは、いまで言う入所施設*に生涯入っていることを約束することでした。私たちは、かつてのそうした入所施設の1つであったパッフェンハウゼン視覚障害者施設を訪れました。いまも運営されているこの施設の責任者は、過去の資料を前に、「外界から完全に遮断し、男女の棲み分けもきちんと行なわれた。無期限の自由剥奪だった」と言っていました。

強制断種政策の首謀者は何人かいましたが、医学界の中心者は、何と言っても先にもあげたドイツ精神医学研究所所長のエルンスト・リューディンで

＊遺伝健康裁判所：ドイツでの遺伝性疾患子孫予防法（断種法）に基づいて設けられた、断種手術の適否を決定するための特別な裁判所。裁判官1人と医師2人で行なわれ、審理は非公開で行なわれた。記録によると、断種法が施行された１９３４年には、1年間だけで２０５カ所の遺伝健康裁判所が設置され、約8万５０００人の申請を受けつけた（うち約5万６０００人に断種が命令された）。優生裁判所とも呼ばれる。日本の優生保護法下（１９４８年～１９９６年）で設けられた都道府県優生保護審査会は、この遺伝健康裁判所に影響されていると思われる。

＊入所施設：知的障害者を主な対象とした大規模な収容施設。以前は欧米の各国でみられたが、20世紀後半から縮小もしくは廃止の傾向にある。日本においては、引き続き知的障害者のための中心政策の1つで、最低定員が30人の生活型の施設。期間に定めがなく、長期に入所している人が多い。２０１７年現在、児童部門と成人部門を合わせて全国に３０２８カ所が存在する。入所施設に代わって設置が進んでいるのがグループホームで、この傾向は国際的に共通している。

あり、彼は優生学と遺伝学の結合に関する研究の第一人者でした。ヒトラーは、このリューディンにかぎ十字をあしらったメダルを贈り、「人種衛生学のパイオニア」とほめたたえています。

なお、断種法関連の補償制度は、1980年を出発点に、過去の優生政策の誤りを振り返りながら、対象範囲や支給方法、金額などで徐々に発展しています。2017年現在の年金月額は352ユーロ*となっています（過去には一時金方式もあった）。

*352ユーロ：およそ4万6000円。

米国の優生政策

19世紀の半ば以降に英国で誕生した優生学は、進歩的な学問として、英国やドイツ、米国の研究者を中心に欧米圏域に広がりを見せました。早い段階で、民族や人種を優生思想の観点からとらえようとする民族衛生学と重なり、遺伝学などとも深くつながるようになりました。

20世紀の初頭になるとまずベルリンにおいて優生思想や民族衛生学をテーマとする学会や協会が設立され、直後には米国や英国でも同じような動きがみられました。優生学が組織的かつ継続的に追求されるようになりました。

こうした動きにあって、優生政策が本格的に導入されたのは米国が最初でした。世界初の断種法は、１９０７年に米国のインディアナ州で制定されています*。その後、同様の断種法は、１９２３年までの16年間のうちに、米国内の32州に広がりました。

初期段階での理論的な支柱となったのは、生物学者のチャールズ・ダベンポート*でした。ダベンポートは、１９０４年に実験進化研究所を、１９１０年には同研究所の付属施設として優生記録所（膨大な家系図の集約が行なわれている）を開き、優生学の普及を本格化させています。そして、それまでの調査や研究を集約するかたちで、１９１１年に『人種改良学』を発刊しました。

米国の優生政策については、少なくとも次の3点で特徴をみることができます。第1は、重点が断種政策と移民抑制*に置かれたことです。言い換えれば、ナチス・ドイツが行なったような障害者などの大量殺害はなかったようです。正確には、一部で考えられていたものの、実際には実施されませんでした。

＊米国の断種法：積極的だったカリフォルニア州では、障害者以外にも梅毒の患者や性的犯罪者なども対象とされていた。

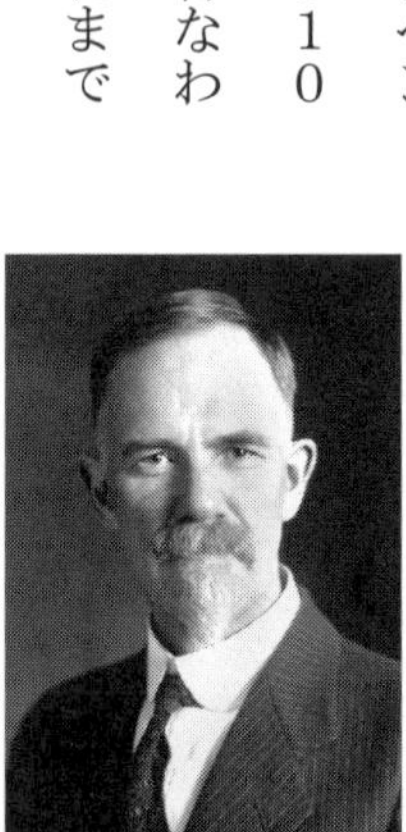

＊チャールズ・ダベンポート：１８６６〜１９４４年。米国の生物学者、優生学者。１９１０年に、自らが所長を務めた研究所内に優生学記録局を設置し、人類遺伝学の研究を行なった。米国の優生学推進の第一人者。ナチス・ドイツと深い関係にあったことで知られている。

＊移民抑制：他国からの移住労働者などを制限すること。

移民抑制でもっとも大きな出来事は、１９２４年の米国移民法*の制定です。これによって、「純血できれいな遺伝子プール」を保ちたいとしました。この法律を根拠として、白人と有色人種の混血を禁じ、民族間の序列を正当化するための新たな法律も生まれました。そこでは、最高ランクに白人のアングロ・サクソンと北方人種を位置づけ、有色人種の日本人や中国人は下位に置かれました。

第2は、米国社会の名だたる富豪が、表立って優生政策を資金面で後押ししたことです。ロックフェラー*やカーネギー*の一族などがさまざまな形で支援しています。おそらくは、社会の発展に役立つものと考え、ひいては国益につながると確信したに違いありません。資金面の後ろ盾だけではありませんでした。社会的に力のあった富豪の関与は、社会に安心感を与え、市民の優生政策に対する問題意識を鈍らせるうえで一役買ったように思います。

第3は、断種政策の実質という点では、米国がもっとも長期に及んだことです（法律の存在期間の長さはドイツが一番でしたが、ドイツの場合は途中から有名無実の状態でした）。本格的な優生政策で世界で最初となったのが、

***米国移民法**：１９２４年移民法とも言われる。日本での通称は排日移民法。

***ロックフェラー財団**：１９１３年に創立された米国の財団。創設者は、米国の実業家・慈善家ジョン・ロックフェラー。石油王として著名。ドイツの優生学研究に対して多額の資金援助を行なった。

***カーネギー財団**：１９１１年に創設された米国の財団。創設者は、スコットランド生まれの米国の実業家アンドリュー・カーネギー。鉄鋼王として著名。ドイツの優生学研究に対して多額の資金援助を行なった。

米国のインディアナ州の断種法であったことはすでに述べた通りです。盛衰はあったものの、米国での断種政策は第二世界大戦を挟んで１９６０年代まで継続しました。断種手術がピークに達したのは１９６０年代であることも明らかになっています。

スウェーデンの優生政策

北欧と言うと、まずはスカンジナビア半島の国々が思い浮かび、同時に福祉国家もしくは福祉先進国というイメージが重なります。その福祉国家を貫いているのは、性別や人種を問うことなく、すべての年代に対して、さらには障害や病気を含めてどのような状態にあっても、個々の尊厳と幸福を最大限に保障しようとする考え方です。素直に考えれば、優秀な人間のみを尊ぶ優生思想と誰をも大事にする福祉国家とは相容れないように思います。

ところが、優生政策はこの福祉国家で深々と根を下ろしていました。とくに、北欧の中でもリーダー格のスウェーデンで強力に推進されました。

世界の優生政策を振り返ると、スウェーデンは、ナチス・ドイツに次いで優生政策が国家レベルでより組織的で系統的に展開された国にあげられます。ここでは、ごく簡単になりますが、スウェーデンでの優生政策の歴史と被害の実態、そして一体どんな理屈で福祉国家と優生政策を両立させたのかなどについて紹介します。

優生政策の重大な節目となったのが、1934年のスウェーデン不妊法（断種法と同意義）の制定でした。あのナチス・ドイツの断種法もこの時期で、1933年でした。その後のスウェーデン不妊法は1941年の改正を経ながら、1975年まで続くことになります。不妊法に基づくスウェーデンの優生政策は、1934年から数えて40年間あまりにわたって合法的に実施されたのです。

スウェーデン不妊法の正式な名称は、「特定の精神病患者、知的障害者、その他の精神的無能力者の不妊化に関する法律」であり、その名が示す通り、主要なターゲットは精神障害者と知的障害者でした。この法律の最大の特徴は、本人の同意を必要としなかったことです。不妊手術の可否は行政機関と医師の手に委ねられていました。1941年の改定法の制定までに手術が行なわれた者は3200人あまりとされています。

優生政策と福祉国家

スウェーデン不妊法は、1941年の改定で新たな段階に入りました。特徴の1つは、法律の対象が拡大されたことです。障害者や特定の病人に加えて、反社会的な者やロマ*など「社会的に異質な者*」にまで対象が広げられました。

特徴の2つ目は不妊手術時に本人の同意を求めることになったことです。しかし実際には改定前と同様に本人以外の判断で不妊手術を受けた者が少なくありません。手術が行なわれた者の数は、1934年法時代を含めると2万人以上におよび、1941年の改定法以降のほうが圧倒的に多くなっています。ナチス・ドイツ下での強制断種の男女比がほぼ半分ずつだったのに対し、スウェーデンでは約90%が女性に集中しました。

次に、優生政策と福祉国家との関係についてみていきましょう。結論から言うと、「福祉以前に国家の安定運営が先」とし、安定運営を妨げる因子を

＊**ロマ**：蔑称のニュアンスを伴う「ジプシー」とも称されてきた。北インドやパキスタンに起源があるとされる移動型民族で、ロマ語も使用。ヨーロッパでの移動型民族の中ではもっとも人口が多い。中世より国外退去命令の対象とされるなど、迫害や差別的な扱いを受けてきた。このような偏見や差別は現在も続いている。

＊「**社会的に異質な者**」：知的障害者や精神障害者、反体制派、同性愛者、異人種の間に生まれた者、犯罪者などが該当。

消し去りたかったというのが本音ではなかったでしょうか。

もっとはっきり言えば、マジョリティー（多数派）のための福祉国家を維持するために、国家や自治体の経済負担を伴う層をこれ以上増やしたくなかったのです。こうみていくと、「国のため」という点では、ナチス・ドイツの断種政策とも共通した考えです。

私たちが入手している資料は氷山の一角です。これのみで、スウェーデンの優生政策のすべてを断じたり、福祉国家のあり方に評価を下すことは慎まなければなりません。それでもわかっている事実だけでも、素朴な疑問に包まれます。不妊法が効力を維持した１９３４年から１９７５年までの40年あまりと福祉国家の関係をどうとらえればいいのでしょう。

これと関連しながら、もう１つ気になるのはノーマライゼーション理念との関係です。「社会にはいろいろな人がいて当たり前」とするノーマライゼーション理念は、スウェーデンでも深く根を下ろしました（詳しくは後述）。

時系列で並べると、ノーマライゼーション理念の推進と不妊法は一定期間重なります。スウェーデン社会は、両者の関係をどうとらえていたのか、この点についても知りたいところです。なお、スウェーデンに留学している友人からの情報によると、強制不妊手術を受けた者の全件数の名簿が自治体に保存されているとのことです。

補償制度の確立は、ドイツより遅れ、1999年からでした。「不妊手術を受けた者に対する補償のための法律」に基づくもので、金額は一時金払いで17万5000クローナ*です。

人間改造政策のレーベンスボルン

ここで、ナチスの優生政策に関わってもう1つ掲げておきたいことがあります。それは「レーベンスボルン政策」です。

ナチスの優生政策には、2つの観点がありました。1つは、ナチスからみて「劣った者」を消滅もしくは減らすという政策です。これには、これまで述べてきた、民族浄化を掲げたユダヤ人の大虐殺、そして障害者に集中した「T4作戦」による安楽死措置や強制断種が含まれます。もう1つは、「優れ

＊17万5000クローナ：約250万円（1999年当時のレートで換算、現在のレートは、1クローナ＝約12円）。

た者」を増やそうとする政策です。レーベンスボルンはその典型です。

レーベンスボルンは「生命の泉協会」と邦訳され、ドイツ人の中の本流とされていたアーリア人（ゲルマン民族に属する人種）を組織的で操作的に大量に出産し、育て上げる仕組みでした。所管はヒトラーに忠誠を誓う親衛隊（ＳＳ）の部署で、最高責任者はＳＳ長官のハインリヒ・ヒムラーが務めました。

具体的には、「優秀」なＳＳ隊員と、同じく「優秀」なアーリア人女性（実際には、ドイツを超えて幅広いゲルマン民族にまで拡大）との間で子どもをつくることでした。ここでの「優秀」とは、高い知能指数や整った頭の形（丸型でない頭部）に加え、優れた運動能力、高い身長、青い瞳、金髪などが条件とされました。レーベンスボルン政策の下で産まれた子どもは約４万人とされています。

まずは出産の数に力を注ぎ、出産数に応じて金、銀、銅の賞を母親に贈呈しました。さらには、出産だけではなく、エリート教育の徹底化を図るために、出産直後から母親と切り離した超早期教育が行なわれました。７歳の国民学校入学以降は低学年時から人種学（アーリア人が最高）、優生学（健康が第一）、そして反ユダヤ思想を叩き込むのでした。

１９４１年の後半に入ると、それまでの「産んで育てる」という方法では時間がかかりすぎるとし、「人間改造」の即製法として誘拐方式を採ることになります。もっとも大規模に展開されたのがポーランドで、幼児から15歳未満のアーリア人によく似た子どもを誘拐し、レーベンスボルン政策に組み入れました。

ポーランドだけでも、誘拐された子どもの数は20万人とも言われ、子どもたちの多くは親元に戻ることはありませんでした。国連の主要な人権条約の1つである子どもの権利条約（１９８９年の国連総会で採択）の提唱者はポーランド政府ですが、その背景に、自国でのこうした子どもをめぐる悲惨な歴史がありました。

なお、レーベンスボルン政策に基づく人間改造計画の結果についてですが、戦後の調査や検証から否定的な答が定説となっています。

欧米の潮流は日本にも

優生政策に関する主な国々の特徴を駆け足でみてきましたが、日本においても優生政策は推し進められました。歴史をさかのぼると３つの節目でとらえることができます。

第１は国民優生法の施行（１９４１年～１９４８年）です。前に述べた通り、米国や欧州各国の優生政策で共通して採られたのは断種政策を法律で定めたことで、これが一気に進んだのは20世紀の前半でした。こうした動きは、日本にも着実に伝わっていました。国民優生法の制定（１９４０年）はその証です。実際には、１９００年前後から（明治時代後半）具体的に現れています。

たとえば、１９１０年前後には、雑誌で欧米の民族衛生学の動きが顔をのぞかせ、関連団体として「大日本優生会」（１９１９年）、「日本優生運動協会」（１９２６年）、「日本民族衛生学会」（１９３０年）などがつくられています。とくに日本民族衛生学会には、この分野での主だった学者が名を連ね、同学会による印刷物として『民族衛生』が刊行されるなど、日本での優生学の流れが加速していきました。

並行して行政にも動きがあります。１９１６年には内務省に保健衛生調査会が設置され、らい予防法＊の制定（１９５３年）の準備と合わせて、政府内部からも「民族浄化」の訴えが声高に唱えられるようになりました。１９３８年に戦争準備策の一環として厚生省（現在の厚生労働省）を設置し、その中に予防局優生課が設けられました。そして、国民優生法の制定につながるのです。

国民優生法は、その目的を、「本法は悪質なる遺伝性疾患の素質を有する者の増加を防遏《ぼうあつ》する＊と共に、健全なる素質を有する者の増加を図り、以て国民素質の向上を期することを目的とす」としています。

この法律は、ナチス・ドイツの遺伝性疾患子孫防止法（断種法）を模倣したものとされています。ここでの「悪質なる遺伝性疾患の素質を有する者」、つまり優生手術の対象ですが、これについては法律の本体で「遺伝性精神病」や「遺伝性精神薄弱（現在は知的障害と呼称）」などを規定し、さらに

＊らい予防法：１９５３年に制定。これは、１９０７年（明治40年）制定の隔離政策を基本とした（癩《らい》予防に関する件）と題する癩（ハンセン病）に関する法律を引き継いだものである。１９５３年の頃と言えば、すでにハンセン病は非常に感染力が弱いことで知られ、治療法は確立していた。にもかかわらず、患者の強制隔離や優生手術などの差別的な規定が残ったままで、ハンセン病の人びとに対する偏見や差別を助長する温床となっていた。その後の裁判で、この法律が違憲であることが確定し、これを受けて国会と裁判所が謝罪、１９９６年に廃止となった。

＊防遏《ぼうあつ》：ふせぎとめること。

細部を定めた施行規則に各種の身体障害などを含む51の疾患名や障害名を明示しています。

この法律が実際にどの程度の効力を発揮したかですが、結論から言うと、そう大きくはありませんでした。いくつかの要因が考えられます。まずは、戦後に制定された優生保護法のような強制力がなかったことです（任意であった）。また、この法律の施行期間は戦中・終戦直後の混乱期と重なり、行政機能に余裕がなかったこと、戦中は国策としての「産めよ増やせよ」が叫ばれ、多産の奨励と産児抑制のイメージを伴う優生政策が両立しにくかったこと、さらには有力な行政官や学者による「断種政策を徹底すると社会的地位のある家系にまで影響が及ぶことになる」の発言などがあげられます。

優生保護法の下で多くの犠牲者

第2の節目は、優生保護法の施行（１９４８～１９９６年）でした。優生政策は、この法律の下で本格的に推し進められました。注目すべきは、すでに戦争が終わっていたこと、そして基本的人権を主柱の１つとした新憲法が施行されていたことです。

国民優生法に基づく被害者数が538人だったのに対し、優生保護法では本人の同意のない者が1万6475人、同意のある者（多くは、真の同意かどうかはわからないとされている）が8518人に上っています。

それだけではありません。優生保護法には、精神障害者や知的障害者、ハンセン病の人が妊娠した場合に、子どもを産ませないための人工妊娠中絶の規定がありました。精神障害者と知的障害者については、中絶に際し本人同意を必要としませんでした。この規定に則った人工妊娠中絶の実施件数は、確認されているだけで5万8972人となっています。いずれも、1949年から1996年までのデータです。

これら優生政策による優生手術、同じく優生政策による人工妊娠中絶のすべてを合わせると、統計に表れているだけで8万3967人に上ります（人数は「優生保護統計報告」や日本弁護士会意見書、厚労省の修正値などによる）。なお、その後のマスコミの調査などで、実際にはもっと多いのではとされています。

優生保護法には、見過ごせない問題点がたくさんあります。１つ目は、精神障害者と知的障害者については、本人の意思が無視されたことです。精神障害者または知的障害者については、それが遺伝性とみなされた場合には医師の判断のみで優生手術を行なうことができました。

また、遺伝性でなくても、本人に精神障害または知的障害がある場合には、やはり本人の同意は不要で家族の同意で優生手術の手続きを進めることができました。人工妊娠中絶も同様で、家族の同意のみで行なわれました。法律にはいろいろと記されていますが、要するに、重大な手術にあたり、精神障害者と知的障害者に限っては本人の気持ちが聞き入れられなかったのです。この点では、曲がりなりにも本人の同意を定めていたスウェーデンの不妊法とは大きく異なります。

２つ目は、優生手術の対象を、事実上すべての精神障害者と知的障害者に広げていることです。法律の上では、遺伝性の病気や障害のある子どもが生まれるのを防ごうというものですが、精神障害者と知的障害者に関しては、まるですべてが遺伝するような扱いになっています。そもそも、この法律にある「遺伝性とは何か」が問われなければなりません（ちなみに、専門家によると遺伝性精神病や遺伝性精神薄弱という病名はないと言う）。こうした精神障害者と知的障害者に対する一網打尽的な対応は、官製の障害者差別以外の何物でもありません。

３つ目は、法律の乱用です。法律に重大な問題があることは、いま述べてきた通りですが、さらに深刻なのは、この法律を利用して目的外の手術を行なったことです。具体的には、障害のある女性の月経の始末がなくてもいいようにと、子宮の摘出手術が行なわれています。いくつもの入所施設の利用者などが被害にあっています。教護院（現在の児童自立支援施設）などの入所者にも、理由のはっきりしない優生手術が施されています。

４つ目は、法律の強制力を高めるために非人道的な手段が講じられたことです。厚生省の通知（１９５３年）によって、優生手術を拒むものに対して、身体を拘束してもかまわない、麻酔薬を用いてもかまわないとしています。どんな嘘も許されました。強制力の凄《すさ》まじさがうかがえます。なお、都道府県の優生保護審査会での判定に不服がある場合には再審査ができましたが、実際には、大半の被害者はこの制度を使うことはなかったようです。

優生保護法の目的は、「優生上の見地から不良な子孫の出生を防止するとともに、母性の生命健康を保護することを目的とする」とあり、前身の国民優生法と比べて優生思想の色彩が色濃くなっています。

最後の第3の節目は母体保護法の制定（1996年）です。おびただしい数の被害者を出した優生保護法は、この母体保護法の制定をもってようやく終止符が打たれたのです。これはたった20数年前のことです。

母体保護法の目的は、「不妊手術及び人工妊娠中絶に関する事項を定めること等により、母性の生命健康を保護することを目的とする。」となっています。国民優生法の目的にあった、「悪質なる遺伝性疾患の素質を有する者の増加を防遏*」も、優生保護法の「優生上の見地から不良な子孫の出生を防止」も消えました。

立ち上がった1人の女性

ここで、改めて日本の優生政策について考えてみましょう。それは、

*防遏《ぼうあつ》：88ページ参照。

1948年から1996年までの約半世紀にわたって障害者に辛苦と恐怖を与えてきた優生保護法時代の振り返りと言っていいと思います。

半世紀間にわたる優生保護法下での被害の実体は、ほとんど社会の表面に浮上することはありませんでした。封印状態にあったと言ったほうが正確かもしれません。

これに大きな転機をもたらしたのが、日本弁護士会連合意見書*（2017年2月16日）でした。そして宮城県に在住する佐藤由美さん（仮名　60代）と飯塚淳子さん（仮名　70代）の仙台地方裁判所への提訴が新たな流れをつくり出しました。とくに飯塚さんは（16歳の時に強制不妊手術）、1997年から優生手術に対する謝罪を求める会の関係者と共に国に謝罪を求めてきました。

厚生省（2001年からは厚労省）は、「当時は合法だった」の一点張りで、誠意のある回答は示されませんでした。飯塚さんは、2015年に日本弁護士連合会に人権救済申し立てを行い、その二年後に前述の意見書につながりました。

***日本弁護士会連合意見書**：弁護士の集まりである日本弁護士連合会（日弁連）は、2017年2月16日に、「旧優生保護法下において実施された優生思想に基づく優生手術及び人工妊娠中絶に対する補償等の適切な措置を求める意見書」を発表した。優生保護法の問題点が、社会の表面に浮上するうえで、この意見書の役割は大きかった。また、国への謝罪と賠償を求める裁判の後押しにもなっている。意見書は、「取るべき措置の内容」として、被害者に対する早期の謝罪と補償、被害の実態調査、関連資料の保全を提唱している。

他方佐藤路子さんは、日弁連の意見書の報道で飯塚さんのことを知り、義妹の由美さんの手術も優生保護法によるものではないかと思いました。県当局に優生手術台帳*を請求すると、記録が残っていたのです。佐藤由美さんと路子さんは、家族や弁護士、支援者とも相談し国家賠償請求訴訟を仙台地裁に起こしました（2018年1月）。

その後、宮城県知事は、「優生台帳の記録が残っていなくても被害を認定する」と発言、これを受けて飯塚さんも提訴に踏み切ることにしました（2018年5月）。提訴の理由を、個人の尊厳や子どもを産むことの自己決定権などを定めた憲法*に違反するとしています。

提訴は優生保護法の施行から数えて70年で、日本の優生政策史に新たな歴史を刻みました。これを契機に、訴える人は東京、北海道、大阪、兵庫、熊本、静岡などに広がっています。

仙台での提訴の動きと相前後して、主要マスコミならびに地方紙などで優生保護法の問題点やこの法律の下での誤った対応が取り上げられるようになりました。マスコミ独自の調査も行なわれています。並行して、被害者救済

*優生手術台帳：優生保護法下で強制された手術記録。当時手術を受けた人の名前と手術理由が書かれている。管理責任は都道府県。

*憲法：ここでは、主には憲法第13条を指している。第13条は、個人の尊重や自己決定権の大切さを要素とし、「幸福追求権」の根拠となっている。日本国憲法がうたう基本的人権の中心条項の1つである。

を目的とした超党派議員連盟や与党作業部会の設立など、国会でも自主的な動きが顕在化しています。さらには、国による謝罪と補償の早期実現を求める意見書採択が、各地の議会で相次いでいます。

日本政府の優生政策への反省と救済政策がないことに、国連からも厳しい視線が浴びせられています。人権規約を担当する自由権規約委員会は、1998年11月に、「政府は、強制不妊を強いられた被害者に対して必要な法的措置を講じるべき」と勧告しています。しかし、日本政府はこの勧告を無視する立場をとり続けてきました。

今度は、国連女性差別撤廃委員会*が2016年3月に、「委員会は、締約国が優生保護法に基づいて行なった女性への強制不妊手術について調査を行なったうえで、加害者を訴追し、有罪の場合は適切な処罰を行なうことを勧告する。」「委員会は、締約国が強制的な優生手術を受けたすべての被害者に支援の手を差し伸べ、被害者が法的救済を受け、補償とリハビリテーションの措置の提供を受けられるようにするため、具体的な取り組みを行なうよう勧告する。」としています。

***国連女性差別撤廃委員会**：国連人権理事会の下に設置された分野別の会議体の1つ。女性差別撤廃条約の各国での進捗状況などを審査し、各国へ要請や勧告を行なっている。日本に対しては、夫婦別姓を認めることや再婚禁止期間の撤廃など、関連する民法の改正を求めている。また、障害のある女性やシングルマザーなどについて、同性間での格差ならびに男女格差があると指摘している。いわゆる慰安婦問題や優生保護法下での被害者の保護や権利回復についても継続して取り上げている。

ちなみに、優生保護法下での被害者の救済活動はなかったわけではありません。優生手術の法的な根拠が失われた翌年の１９９７年には「優生手術に対する謝罪を求める会」が立ち上がり、障害者団体や女性団体の一部からも強い問題意識が表明されていました。しかし、国会や政府は、被害者の訴えやこうした団体の声に真剣に耳を傾けることはありませんでした。

決定的な国の責任

ここで、改めて優生政策について整理しておきたいと思います。

まず、強調したいのは優生政策と戦争が一体化したときの恐ろしさです。優生政策と戦争はそれぞれ異なる事象ですが、ひとたびこれが重なったときの恐ろしさは格別です。障害のある人が子孫を残すことを絶たれるだけではなく、いまを生きる障害のある人の存在がただちに否定されるのです。第2章で述べた「T４作戦」はそのことを如実に物語っています。

命をかけて戦うのが戦争です。異常な環境の下で、戦争は生命の基準値を変質させてしまいます。戦争を推し進めていくうえで、「厄介者」の障害者の生命は、軍人や障害のない市民と比べて、また平時の障害者の生命と比べてみても、はるかに小さく見えるのではないでしょうか。

もう1つの重要なポイントは、戦争とは直接つながらないで展開される優生政策です。スウェーデンでの強制不妊政策*や日本での優生保護法下での優生手術*などはその典型です。スウェーデンは第二次世界大戦には加わりませんでした。にもかかわらず優生政策を強力に進めた理由は、マジョリティーの市民のための福祉国家を成り立たせることにありました。財政面で負担の多い障害者が産まれてくることは、福祉国家を維持していくには好まざる存在だったのです。

日本の場合はどうだったのでしょう。終戦直後の最優先の課題は、敗戦からの復興でした。復興とその後の高度経済成長に足手まといになる因子は省きたかったのです。産児制限政策*や食糧難（敗戦による国土の縮小や大量の海外からの引揚者とも関連して）への対応とも相まって、国策の中心の1つに据えたのが「障害者をこれ以上増やさない」でした。1948年6月当時の国会審議では堂々と「逆淘汰*の防止」が述べられています。国の復興と繁

＊強制不妊政策：81ページ参照。

＊優生手術：90ページ参照。

＊産児制限政策：国として妊娠や出産を避けることを奨励し、人工妊娠中絶を積極的に認めるなどで、人為的に人口の制限を図ること。

＊逆淘汰：産児制限政策のもとで人口が減少した場合に、相対的に精神障害者や知的障害者が増加するのではとする見方。その理由として、障害のある人の「避妊がうまくいかないのでは」などをあげている。優生保護法の制定を推進するために、国会審議などで多用された論法でもある（1948年の第2回国会参議院厚生委員会など）。

栄という大義名分の元で優生保護法が闊歩《かっぽ》し始めたのです。

平時の優生政策をどうみればいいのでしょう。戦争と重なった優生政策とは違った意味で恐ろしさを禁じ得ません。

このことは、半世紀にも及んだ日本の優生政策でみるとはっきりします。問題の大元は、国が誤った法律をつくったことです。さらには、途中で誤りを指摘されながら、一貫して国会も政府もこれを軽視もしくは無視してきたことです。こうした国会と政府の不作為*が、被害者に対する謝罪と補償を遅らせてしまったのです。誤った立法化も不作為も、決定的な国の責任です。

そのうえで見過ごせないのが、国の動きを無批判に受け入れてきた都道府県などの自治体の姿勢です。相談機関、医療機関と医師を中心とする医療従事者、障害者施設と職員などの責任も大きいと思います。

問題に真剣に向き合おうとしなかったマスコミや発言できる立場にありながら沈黙してきた人も同様です。そして無意識や無関心であった市民層も、結果的に法の影響を食い止めることができませんでした。

平時の優生思想は、こうした失策や不作為、無批判、そして無意識や無関心

***不作為**：事実に対して積極的に働きかけず、放置すること。

が複雑に絡み合いながら形成されていくのです。重要と思われるのが、無意識や無関心の層であり、優生思想はここにもっともはびこります。とりかえしのつかない優生政策は、例外なく無意識や無関心の層を巧みに味方につけるのです。そして、一人ひとりの心に潜むとされる「内なる差別」や自己中心の考えもまた、もしかしたら無意識や無関心と地続きなのかもしれません。

そうみていくと、平時の優生思想や優生政策は、どの時代にも、またどこでも頭をもたげる可能性があります。同時に、平時の優生思想の台頭を抑えることは、個々の内なる差別に警鐘を鳴らすことにもつながるのではないでしょうか。

急がれる補償と検証

戦時下であっても、平時であっても、優生政策に共通するのは「強い国」をつくるためです。でも、その先には何が待っているのでしょう。仮に障害者がいなくなっても、次に弱い人を探し出すに違いありません。重篤な病人や高齢者など次から次へと、まるで連鎖するかのように弱い人探しが始まるのです。

一部の「強い人」だけで、「強い国」をつくるなどという考えは幻想にすぎません。結局は、社会そのものの否定につながるのではないでしょうか。

本章を閉じるにあたり、日本の優生保護法下で起こった問題点への対処について、３点述べておきます。１つ目は長期化が予想される裁判の結果を待つことなく国としての謝罪と補償を緊急に行なうことです。被害者の高齢化に配慮すべきです。日本と同じような強制断種や強制不妊の政策を採ったドイツやスウェーデン同様に、国の責任を果たすべきです。

２つ目は、優生保護法を中心とする優生政策の本質に正面から向き合うことです。なぜ新憲法下でこのような法律が生まれたのか、なぜＧＨＱ（連合国軍総司令部）からの「遺伝性疾患の定義がはっきりしない」など数項目の批判や疑問に耳を傾けなかったのか、なぜ半世紀近くもこの法律が効力を持ち続けたのか、なぜ精神衛生課*（厚労省内の精神障害者の担当部署）が主管となったのか、なぜ厚生省の局長や研究班が途中段階で問題視しながら法律を続行したのか、なぜ法の効力が終わってから20数年間も謝罪と補償が放置されたのか、なぜ法の対象でない人まで手術を強いられたのか、そして何よ

***精神衛生課**：厚生省時代の精神障害分野の担当部署。現在の厚生労働省社会援護局障害保健福祉部精神・障害保健課の前身。

り、なぜ被害者がずっと声を上げられなかったのかなど、いくつもの「なぜ」が重なります。

これらを厳格かつ丁寧に検証する必要があります。国のあやまちの検証であり、従来ありがちな形式的な検証は許されません。人選を含めて被害者が納得のいく実質的な検証体制を確立すべきです。

3つ目は、優生保護法の下での被害実態についての関連資料の収集と保存体制を急ぐことです。揺るがない証拠の収集努力の中に、過ちを繰り返さないための決意が重なるはずです。

以上のいずれについても、国会や政府の強いイニシアティブが求められます。

第4章

優生思想に対峙する障害者権利条約

知ってほしい障害者権利条約

ここまで読み進んでいかがでしょうか。「信じられない」という声が聞こえてきそうです。私も最初のうちは、「まさか」という気持ちでした。でも、ハダマーの殺害施設跡を訪れ、遺族に会い、信頼できる資料を読み込む中で、「T4作戦」も断種政策も歴史の事実であることを認識するようになりました。つらい話ですが、受け入れざるを得ないのです。

優生思想、それはまるで化け物のようなものです。人類全体に関わる問題であり、国境を越え挑まなければなりません。しかし、簡単ではなく、いまも世界が頭を痛めている問題の1つです。そんな中で、輪郭がはっきりしてきた動きがあります。

それは、少し前になりますが、「障害者権利条約*」の誕生です。国連加盟国の総意でつくり上げた障害者権利条約は、手ごわい優生思想に打ち克つための有力な手がかりになるように思います。

障害者権利条約がもっとも大事にしている考え方の1つに、多様性の尊重

*障害者権利条約：やさしい解説書として『えほん障害者権利条約』（藤井克徳作、里圭絵　汐文社）がある。

があげられます。権利条約が力を発揮すればするほど、差別意識や偏見が影を潜め、いつの時代にあってても頭をもたげかねない優生思想の芽を摘むことにつながるのです。

現実と夢の狭間で

権利とか条約と言うと、なんとなく堅苦しい響きがありますが、決してそんなことはありません。障害者権利条約についての私のイメージを言わせてもらうと、「人権の灯を絶やさない力持ち」といったところでしょうか。こちらから近づけば、いくらでも親身になってくれます。逆に、放っておいたり軽視したりすると、たちまち遠ざかってしまう、そんな感覚でとらえてもらっていいかと思います。

国連は、たくさんの人権条約をつくってきました。他の条約との関係で障害者権利条約はどういう位置づけになっているのか、誕生までにどんな議論の積み重ねがあったのか、肝心の内容はどうか、エピソードなども織り交ぜながら、権利条約の全体像と特徴をざっと紹介してみましょう。

最初に紹介したいのは、障害者権利条約が誕生したときの感動です。自身の半生を振り返ってみると、大きな感動はいくつかあります。そんな中でも、条約誕生の瞬間に立ち会ったときの感動は次元を異にするものでした。

それは、２００６年８月25日、米国東部時間で20時少し前のことでした。国連の権利条約特別委員会を仕切ってきたドン・マッケイ議長は、わずかな休憩後に木槌をコツン、コツンと叩きました。そしていつもの穏やかな口調でこう切り出したのです。

「5年越しで審議を重ねてきた障害者権利条約の内容は煮詰まってきた。みなさんの手元に示した草案を原案として、本日の特別委員会で仮採択したい。よろしいか」と。一拍おいた次の瞬間でした。国連議場は、約５００人の政府代表者と傍聴者が一体となっての拍手と歓声、口笛、足踏み音に包まれました。しばらくは鳴りやみませんでした。

「あちこちでハグしていますよ」と周りの人が教えてくれました。一度に空気が動いたせいか、高揚感の中での錯覚のせいか、目の見えない私には、大きな議場が一瞬ゆらりと動いたように感じました。傍聴席に居合わせなが

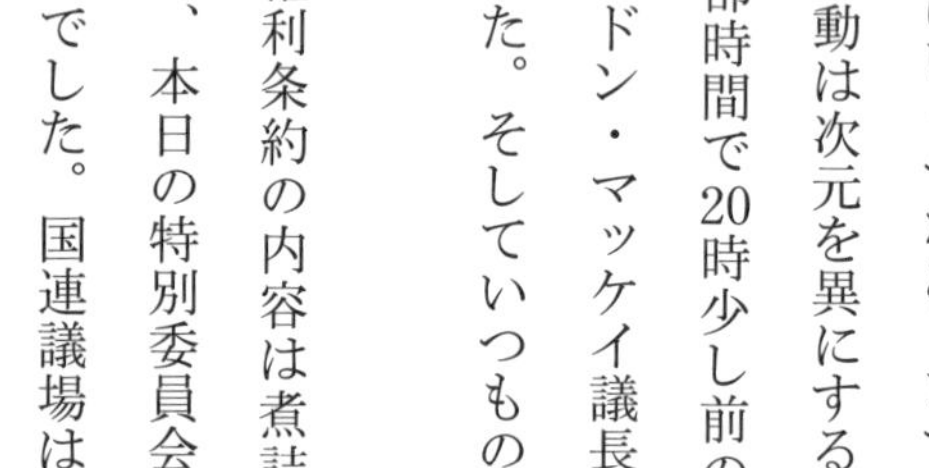

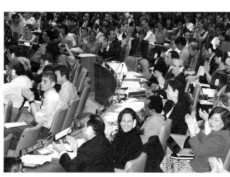

第8回特別委員会 国連で障害者権利条約が合意（仮採択）された瞬間【福祉新聞社提供】

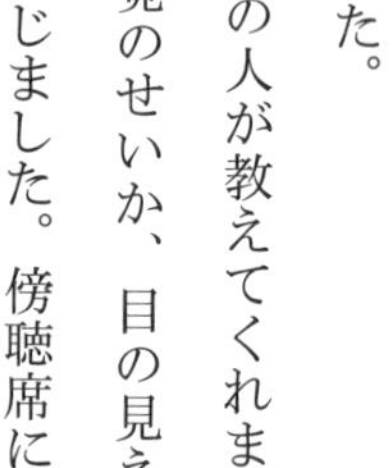

ドン・マッケイ 障害者権利条約特別委員会2代目議長

ら、現実と夢の狭間に身を置いていたのです。

障害者権利条約の正式な採択までには、３カ月半後の国連総会での議決を待たなければなりませんでした（第61回国連総会、公式な採択日は２００６年12月13日）。事実上の誕生はこの第８回特別委員会での仮採択でした。まさに、歴史が動いた瞬間です。

ここで、障害者権利条約の「３つのすばらしさ」を紹介しておきましょう。１つ目は、障害分野に関する初の世界ルールが打ち立てられたことです。いくつもの大事な概念やキーワードが定義として明示されたり、整理が図られました。障害分野についての共通言語が確立したと言ってもいいと思います。今後の国際交流や共同調査などに新たな地平をひらいてくれるに違いありません。

２つ目は、社会全体として、障害分野の「北極星」とも言うべき、共通の道しるべを持てたことです。権利条約の一つひとつの条項は、いずれもあるべき方向を指し示しています。

３つ目は、権利条約の全体が、社会へのイエローカード（警鐘を鳴らす役）となっていることです。生産性の高い人や強い人が偉いような雰囲気のいまの社会にあって、生きづらさを感じている人は少なくないはずです。権利条約は、障害者の立場から、社会の標準値をとらえ直すべきとしています。権利条約の具体化はそのまま、病気の人や高齢者、子ども、女性など、マイノリティー（少数派）の人びとの生きやすさにつながるはずです。

ルーツは国連憲章と世界人権宣言

このような特長を持つ障害者権利条約ですが、決して突然現れたわけではありません。また、それ単独で現れたわけでもありません。第二次世界大戦の反省のうえに創立された国連での、生命や人権に関する地道な議論の積み重ねのうえに形づくられたのです。障害者権利条約の価値や内容を正しく理解するためには、こうした経過や背景を知っておく必要があります。慣れない言葉が出てきますが、大づかみにとらえてもらえればいいと思います。

まずは、国連が創立直後に採択した国連憲章*（１９４５年10月24日）と世界人権宣言*（１９４８年12月10日）を掲げましょう。これは、他の人権条約

＊国連憲章：国際連合の基本事項を定めたもっとも重要な規定。第二次世界大戦での連合国の協力を基盤とする戦後平和維持の理想を実現し、かつ国際連盟の失敗の反省のうえに世界平和機構の設立を目的としている。１９４５年６月のサンフランシスコ会議で採択され、同年10月24日に発効した。全体は、前文と１１１条から成っている。

＊世界人権宣言：１９４８年12月10日、フランス・パリで開かれた第３回の国連総会で、「あらゆる市民と国が達成しなければならない共通の基準」として採択された。この宣言には、「自由権」として、身体の自由、拷問・奴隷の禁止、思想や表現の自由、参政権などが、「社会権」として、教育を受ける権利や労働者が団結する権利、人間らしい生活をする権利などがうたわれている。その後の国際人権規約をはじめ各種の人権条約の母体となっている。全体は、前文と30条から成っている。毎年12月10日を「国際人権デー」として、世界中で記念行事を行なっている。

と同じように、障害者権利条約にとってもルーツとなるものです。重要な意味を持ちますので、大事な部分を邦訳による原文のまま紹介します。

国際連合の目的（第1条）には、「経済的、社会的、文化的または人道的性質を有する国際問題を解決することについて、並びに人種、性、言語または宗教による差別なくすべての者のために人権及び基本的自由を尊重するように助長奨励することについて、国際協力を達成すること。」とあります。

世界人権宣言も同様です。権利条約の土台部分に大きな影響を及ぼしています。とくに押さえてほしいのが、「すべての人間は、生れながらにして自由であり、かつ、尊厳と権利とについて平等である。」（第1条）、「すべて人は、人種、皮膚の色、性、言語、宗教、政治上その他の意見、国民的若しくは社会的出身、財産、門地その他の地位又はこれに類するいかなる事由による差別をも受けることなく、この宣言に掲げるすべての権利と自由とを享有することができる。」（第2条1項）、「すべて人は、生命、自由及び身体の安全に対する権利を有する。」（第3条）です。国連憲章と世界人権宣言は、文字通り障害者権利条約の発射台と言っていいのではないでしょうか。

国連憲章と世界人権宣言に導かれるように、相次いで分野別の人権条約がつくられていきました。下の表を見てください。人権条約は全部で32本あり、このうち障害者権利条約を含む9本を主要人権条約と位置づけています。障害者権利条約は、人権条約としては28番目で、21世紀になって初めて採択された条約です。

人権条約の全体と障害者権利条約の関係をたとえると、すべての人権条約を一度に大きな容器に入れ、これを圧搾して、滴り出たエキスに障害分野の要素を加えながら形を整えたようなイメージでしょうか。後れをとった障害者権利条約でしたが、「先輩条約」のいいところをたくさん受け継いでいます。今後は他の人権条約や国連が新たに設定したＳＤＧｓ*（持続可能な開発目標）などとも連携しながら、障害分野の発展はもちろん、世界の人権水準の底上げに貢献すべきです。

ノーマライゼーションの理念が脈々と

人権条約の全体と障害者権利条約の関係を述べてきましたが、もう１つ大

国連の人権条約

	国連で採択された年	日本が条約を結んだ（批准した）年
人種差別撤廃条約	1965年	1995年
国際人権規約（自由権）	1966年	1979年
国際人権規約（社会権）	1966年	1979年
女性差別撤廃条約	1979年	1985年
拷問等禁止条約	1984年	1999年
子どもの権利条約	1989年	1994年
移住労働者の権利条約	1990年	まだ結んでいない
強制失踪防止条約	2006年	2009年
障害者権利条約	2006年	2014年

出典：「みんなちがって みんな一緒！ 障害者権利条約」日本障害フォーラム
http://www.normanet.ne.jp/~jdf/books.html#page_04

事なことがあります。それは、障害分野に関する国際的な実践と国連での論議の積み重ねです。人権条約全体の発展を縦糸とすると、障害分野の積み上げは横糸となります。総合性と深みのある権利条約ですが、その陰には縦糸とともにこの横糸がかけがえのない役割を果たしています。ここでは、横糸の中でもとくに重要なものを２点掲げます。

１点目は、２つの宣言です。それは知的障害者の権利宣言（１９７１年）と障害者の権利宣言（１９７５年）です。これらの宣言が誕生するには、さらに２つのことがらが大きく影響しています。

１つは、１９４０年代に芽生えたノーマライゼーションという考え方です。この考え方は、デンマークでの１９５９年法の確立をもって、礎を確かなものとしました。スウェーデンをはじめとする北欧や、日本を含む世界中に影響しています。

ノーマライゼーションとは、障害のある人をノーマル（いわゆる正常な状態）に近づけようというのではなく、ノーマルな社会をめざそうというものです。ノーマルな社会とは、特定の人を排除するのではなく、障害のある人

＊ＳＤＧｓ：邦訳は「持続可能な開発目標」で、第70回国連総会（２０１５年９月）に採択された人間社会全体に関わる行動計画である。計画期間は、２０１６年から２０３０年までの15年間。「誰一人取り残さない」が付随するスローガンで、17の基本的な目標と１６９のターゲットから成っている。障害のある人への直接の言及は、１７目標のうち５つ（目標４、８、10、11、17）にあり、さらに６つの目標にも関連記述がある。日本政府は、こうした国連の動きに呼応して内閣に、「ＳＤＧｓ推進本部」（２０１６年５月）を設置した。

や病気の人を含むいろいろな人がいて当たり前であり、それこそが正常な社会であるとする考え方です。

デンマークにおけるノーマライゼーション法ともいうべき「1959年法」の制定を理論面で支えたのは、社会省の役人だったバンク・ミケルセン＊でした。バンク・ミケルセンは、第二次世界大戦時に反ナチス運動に加わったことで、強制収容所に入れられてしまいます。自由を奪われたことに加えて、収容所で繰り広げられていた知的障害者に対する非人間的な扱いに胸を痛めました。

戦後、強制収容所から解放されたバンク・ミケルセンは、今度は知的障害者を対象とした巨大な施設での異常な暮らしぶりに出会います。自身の収容所での体験と、戦後目にした実態を重ね、また知的障害者の親の会の活動とも一体となりながら、「1959年法」を実現させたのです。

実は、障害者権利条約にはノーマライゼーションという言葉が一度も出てきません。代わってインクルージョン＊（もしくは、ソーシャル・インクルージョンという表記）が目立ちます。

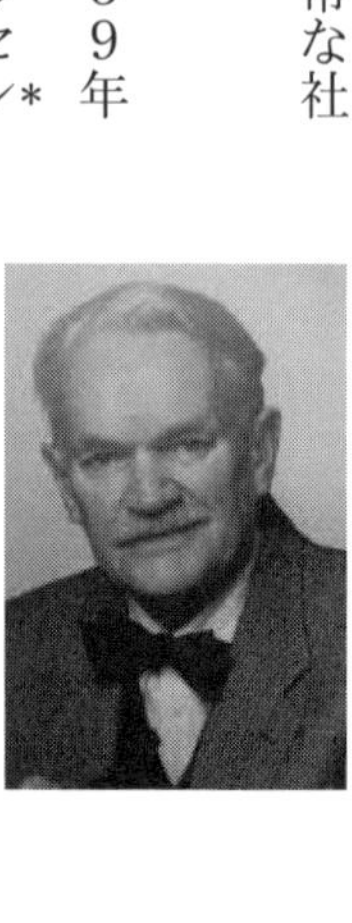

＊バンク・ミケルセン：1919～1990年。デンマークの社会省担当官で「ノーマライゼーションの父」と称されている。隔離状態で、劣悪な環境の巨大施設に収容されていた知的障害者の処遇に心を痛め、知的障害者の親の会の活動に関わった。その後、1959年法が創設され、法律において世界で初めてノーマライゼーションの考え方が取り入れられた。ノーマライゼーションに込められた理念は、知的障害者を中心に障害のある人への支援のあり方や考え方に革命的な変化をもたらし、バンク・ミケルセンの名とともに世界中に広がった。

＊インクルージョン：包摂や包容、包みこむという意味の英語表記。障害のある人とない人を「分けない」とするもので、共生社会をめざそうという考え方。障害者権利条約の重要な考え方の1つとなっている。

インクルージョンとは、ひと言で表すと、「分けない」もしくは「分け隔てのない」という意味です。あらゆる分野で障害のない人とある人を分離させないということです。インクルージョンは、ノーマライゼーションを進化させた考え方と言っていいように思います。ノーマライゼーションの理念が、脈々と障害者権利条約に継がれているのです。

ただし、私たちの日本社会では、ノーマライゼーションそのものがまだまだ浸透していません。しばらくは、わかりやすいノーマライゼーションと、進化したインクルージョンを併用していくことになりそうです。

転機となった国際障害者年

もう１つは、それまでの国連での障害分野についての議論の蓄積です。主なものに、「身体障害者の社会リハビリテーション決議」（１９５０年）、「障害者のリハビリテーションに関する決議」（１９６５年）、「社会的発展と開発に関する宣言（障害者福祉と権利の擁護を宣言）」（１９６９年）があります。また、国連の下部機関であるＩＬＯ*やユネスコ*などでまとめられてきた

＊**ＩＬＯ**：国際労働機関（International Labour Organization 略称ＩＬＯ）は、労働者の労働条件と生活水準の改善を目的とする国連の最初の専門機関（１９１９年設立）。「障害者の職業リハビリテーション及び雇用に関する条約」（第１５９号条約　１９８３年）など障害者に関する条約や勧告も採択している。

＊**ユネスコ**：国際連合教育科学文化機関（United Nations Educational, Scientific and Cultural Organization 略称ユネスコ）は、教育、科学、文化の協力と交流を通じて、国際平和と人類の福祉の促進を目的とした国連の専門機関（１９４６年設立）。特別なニーズを持つ子どもの教育の拡充や障害者の社会参加を促進するための宣言や声明も多数採択。

数々の国際ルールも障害者権利条約に影響を与えています。

横糸の2点目は、1981年の国際障害者年*です。国連は、国際女性年（1975年）と国際児童年（1979年）に続く、3番目の人権擁護年として国際障害者年を設定しました。メインテーマを「完全参加と平等」とし、国連総会での議論を通じて、大切な考え方をたくさん生み出しました。このことによって、「障害のある人のことをもっと考えよう」という雰囲気が一気に世界中に広がりました。

さらに、国連は、国際障害者年の1年間だけでは課題の多い障害分野を深めることは難しいと考えました。そこで、1983年から1992年を「国連・障害者の十年」と設定しなおしたのです。これを受けて、国連をはじめ日本を含む世界の国々で、障害分野に関するさまざまな事業や活動が繰り広げられました。現実にも、多くの国々で関係する法律や制度の底上げが図られています。これらの動きを集約する形で、最終年の1992年には、国連総会において「障害者の機会均等化に関する基準規則」が決議されました。これも障害者権利条約の下敷きの1つとなっています。

＊国際障害者年：国連は、1981年を障害分野についての特別年と設定した。メインテーマは「完全参加と平等」で、障害のある人のことを世界中で考え、政策面の水準アップや市民啓発を深めることを目的とした。国際障害者年のあとの「国連・障害者の十年」（1983年～1992年）と合わせて、障害分野を発展させるうえでの大きなきっかけとなった。日本への影響も大きく、その後の政策面や民間活動の進展のより所となった。

以上、国連での人権分野に関する全体的な動きを、また障害分野に関する積み重ねの主な動きを紹介してきました。障害者権利条約には、これらの到達点や成果がたっぷりと包含されています。

私たち抜きに私たちのことを決めないで

ここからは、障害者権利条約の内容を見ていきましょう。

内容に先立って、１つ掲げておきたいことがあります。それは審議過程のユニークさです。具体的には、障害当事者の声が審議に反映されたことです。このことが、障害者権利条約の価値を高めるうえで決定的な意味を持ちました。障害当事者が参加することにより、当事者ならではの気づきや発想が提案され、それが条約案づくりに取り込まれ、条約の水準をアップしたのです。型通りの政府間での交渉で終わっていたら、国際的にも、日本においてもこれほどの注目や存在感はなかったはずです。

当事者参加をもっとも象徴するフレーズが、「Nothing About Us Without Us!（私たち抜きに私たちのことを決めないで）」でした。このフレーズも、元をたどれば長い国連の歴史の中で育まれてきたものです。「自決」とか「自己決定」という表記で、国連憲章や各種の人権条約に登場します。

さて、障害者権利条約の全体ですが、25項目の前文と50カ条の本則から成っています。ちなみに、女性差別撤廃条約*は30カ条、子どもの権利条約*は56カ条です。障害者権利条約の前文には、障害者権利条約と各種の人権条約との関係が記され、いくつかの重要な内容については本則との重複記述となっています。

本則は、生命や人権、固有のニーズの大切さに始まり、利用しやすい情報や建物、交通、暮らしのあり方、教育、労働、政治への参加、文化・スポーツなどの諸分野が条項別に記され、それぞれあるべき方向（理念）と具体策のポイントが示されています。

障害者権利条約を詳しく知りたい人には、ぜひ条約の全文に接することを勧めます。また、関連する書籍を読んでほしいと思います。

***女性差別撤廃条約**：女性と男性が同じ権利を持ち、職業や日常生活などさまざまな分野における女性差別の根絶を目的に、１９７９年に国連総会で採択された人権条約。

***子どもの権利条約**：子どもをおとな同様にひとりの人間として尊重すると共に、成長の過程で特別な保護や配慮が必要な子どもならではの諸権利の保障を目的として１９８９年に国連総会で採択された人権条約。

特別なニーズを持つ普通の市民

次に、障害者権利条約の基本原理とも言うべき、大切な考え方について述べます。スペースの制約もあり、とくに重要な２点に絞ります。

１つ目は、「他の者との平等を基礎として」というフレーズです。同じ趣旨の表現を合わせると、障害者権利条約全体に35回出てきます。このフレーズは、権利条約の真髄の１つです。

障害者権利条約が求めているのは、障害者に対して特別の権利や、新しい権利が必要であるというのではありません。ひたすら求めているのは、障害のない市民との平等性です。同年齢の市民との平等性と言ってもいいと思います。この平等性をあらゆる分野で実現すべきとしています。障害を理由とした権利侵害だけではなく、複合差別と言われる、障害にプラスして性別や年齢、人種などの問題が重なることについても戒めています。こうした複合差別に向き合うために、障害者権利条約は子どもと女性に関して特別の条項を設定しています。日本において深刻なのは、女性障害者をめぐる複合差別の問題です。

「他の者との平等を基礎として」の考え方を深めていくと、そこに2点大事な事柄が浮かび上がります。

1点目は、障害を理由とした差別の禁止です。心の内に関わるテーマであり、簡単ではありません。それでも障害者権利条約は、各国に対して差別の禁止のための法律や制度をつくることなど、目に見える仕組みにすることを求めています。

2点目は、平等の実質化です。国連は、国際障害者年（1981年）にあたり、「障害者は特別の人間ではない。特別なニーズを持つ普通の市民」とする考え方を打ち出しました。障害者権利条約は、この「特別なニーズ」と平等の関係を深めるために、「合理的配慮」という新たな考え方を示しました。

個々の特別なニーズに対応するには、障害のある人に対する共通の支援策だけでは不十分で、あくまでも一人ひとりに適した支援が大切になります。この個別に適した支援を「合理的配慮」と呼ぼうということにしました。さらに重要なのは、「合理的配慮の不提供は差別に当たる」と言い切ったことです。他方で、合理的配慮が過度の負担になる場合は免除されるとも記述しています。ただし、障害者権利条約に貫かれている精神と全体の文脈からみて、先進国の公的な機関や一定規模以上の企業については、安易な免除は許されないように思います。

新たな障害のとらえ方

２つ目は、「障害」のとらえ方を明確にしたことです。当然のことですが、障害に関する条約でありながら「障害」のとらえ方があいまいでは、全体がグラついてしまいます。

障害者権利条約は障害について２つの側面でとらえるべきだとしています。

１点目は、機能障害という側面です。機能障害とは、身体面や精神面の障害を指し、個人に属する障害と言ってもいいと思います。

２点目は、社会的な障壁という側面です。これは、機能障害を持つ人を取り巻く障壁（環境）が障害を生じさせているのだという考え方です。障壁とは、たとえば、段差などの物理的な壁、人の心や態度（差別や偏見）などが含まれます。

従来の障害のとらえ方は、機能障害のみに着目してきました。機能障害重視の考え方を、「障害の医学モデル*」と言い、これに対して、さまざまな障壁との相互作用で障害が重くもなれば軽くもなるという考え方を、「障害の社会モデル*」と呼んでいます。障害者権利条約が指し示している方向は、機能障害の改善（医学モデル）を引き続き重視しますが、これからは社会的障壁を取り除くこと（社会モデル）にももっと重心を置くべきとしています。この本のメインテーマとなっている優生思想や優生政策は、最大級の社会的障壁と言えるでしょう。

では、条約の原文で、こうした新たな障害観がどのように書かれているかをみていきましょう。これについては、前文のe項に明記されています。そこには、「障害が発展する概念であることを認め、また、障害が、機能障害を有する者とこれらの者に対する態度及び環境による障壁との間の相互作用であって、これらの者が他の者との平等を基礎として社会に完全かつ効果的に参加することを妨げるものによって生ずることを認め」とあり、第1条

＊障害の医学モデル：障害を、個人の身体機能や精神機能の医学的側面からとらえる見方。神経や筋肉のマヒ、知的な遅れ、視覚機能や聴覚機能の低下、精神症状、強いこだわり、難病、発声に困難などがある状態で、認定には医師の診断が重視される。障害の社会モデルと対比される概念。個人モデルとも言う。

＊障害の社会モデル：障害は、機能障害のある人を取り巻く社会的な障壁によってもたらされるという見方。社会的な障壁とは、偏見や差別の意識、法律や制度の不備、建物や公共交通機関の利用しにくさ、情報に接することの困難さ、差別的な習慣など。障害の医学モデルと対比される概念。環境モデルとも言い、権利条約の全体からみて、またより発展させた表現として、人権モデルという言い方もある。

(目的)にも同じ趣旨で、「障害者」のとらえ方が明記されています。

ここで、説明を加えておかなければならないことがあります。実は、定義(第2条)の条項に、キーワードである「障害」が入っていないことです。障害を定義することは、各国の障害関連政策に大きな影響を与えることとなり、簡単にはまとまりませんでした。よく言えば、慎重にということですが、交渉を壊さないために無理に定義に盛り込むのを避けたというのが真相です。

しかし、各国とも障害のとらえ方があいまいでいいというのではありませんでした。共通の視点が必要であることから、定義の条項での明文化はなりませんでしたが、前文と第1条(目的)においてとらえ方が整理されたのです。定義に直接書き込まれればなおよかったのですが、それでも国連が「障害」「障害者」の概念を明示したことは歴史的な意義があります。日本を含めて、世界中に及ぼす影響は計り知れません。

障害者権利条約に恥をかかせないで

では、障害者権利条約が、私たちの日本でどのように受け入れられたのか、簡単に紹介しておきましょう。いくつかのポイントがありましたが、ここでは2点掲げます。

1つ目は、障害者権利条約の批准*にあたって障害関連団体が慎重だったことです。日本政府による突然の、「早期に批准したい」という方針に、障害者団体はこぞって反対しました。それは、2009年3月上旬のことでした。反対の中心となったのは、主要な障害者団体で構成している日本障害フォーラム*でした。その理由は、形だけの批准で終わることへの心配でした。障害者の権利条約の批准というまたとないチャンスに、現行の障害関連政策に検証を加え、たくさんの関連法律の新設や改正を一緒に実現してほしかったのです。結果的に、政府は早期批准の方針を撤回しました。

その後、内閣府の下に「障がい者制度改革推進会議*」を設置し、障害当事者委員を過半数とする審議体制で、精力的に関連法制の検証とあるべき方向を探

＊条約、批准、締約国：条約とは、外国または国連などの国際機関と交わす約束事。批准とは、条約をそれぞれの国が公式に受け入れ締結することを言う。日本の場合は、批准するには国会での過半数の議決が必要となる。なお条約を締結する手続きには、批准のほかに、加入、受諾などと呼ばれる方法もある。条約を締結した国のことを締約国と言う。

＊日本障害フォーラム：障害のある人に関する国際活動の推進および国内の関連の法律や制度の改革をめざして、2004年に設立、13の全国規模の障害者組織で構成された民間団体。略称をＪＤＦ（Japan Disability Forum）。

＊障がい者制度改革推進会議：内閣府

りました。十分ではなかったかもしれませんが、２年半の審議で障害者基本法の抜本的な改正や障害者差別解消法*の創設、障害者福祉の新たなビジョンづくりのそれぞれに方向性を示すなど、批准を満たすための最低要件が確保できたように思います。

もう１つは、国会での批准承認案が全会一致で成立したことです。各政党は、「障がい者制度改革推進会議」での審議結果を尊重し、批准することに賛成を表明しました。主要な障害関連団体も同じく批准に賛成することを明確にしました。

障害者権利条約の批准承認案は、第１８５回臨時国会（２０１３年11月から12月にかけて）で審議され、衆議院、参議院ともに全会一致で採択されました。とくに熱心だったのは参議院でした。最終段階で、参考人と言うかたちで障害当事者団体から意見を述べる機会が設けられました。私も４人の参考人の１人として意見陳述に立ちました。

私の意見のしめくくりは、「立法府に対して、そして政府や司法府に対して改めてお願いしたいのです。それは、『障害者権利条約に恥をかかせないで』

に設置された、障害関連政策を集中して検討するための特別の審議システム。設置期間は２０１０年～２０１２年で、26人のうち14人が障害当事者もしくは家族の代表で構成された。設置の目的は、障害者権利条約の批准のための国内法制の整備であり、とくに障害者基本法の大幅な改正や障害者福祉の新たなビジョンづくり、障害者差別解消法の創設に重要な役割を果たした。その機能は、２０１２年から内閣府障害者政策委員会に引き継がれている。

***障害者差別解消法**：正式な法律名は、障害を理由とする差別の解消の推進に関する法律。２０１６年４月から施行。障害者権利条約の批准に向けての国内法整備の一つとして制定されたものであり、法の目的に「障害の有無によって分け隔てられることがあってはならない」を掲げている。障害を理由とした差別がなくなるよう、国や地方公共団体、民間の事業者に対して、基本的な事項を定めている。ただし、全体として強制力は乏しく、さらなる改善を求める声が少なくない。

ということです。『権利条約に恥をかかせないで』、このことを訴えて意見陳述を終わります」でした（２０１３年11月28日　参議院外交防衛委員会）。

国会での批准承認案は２０１３年12月４日に成立し、これを受けて翌年１月17日の閣議（政府の最高意思決定機関）で批准が了承されました＊。国連への批准書の届け出（寄託）は１月20日に行なわれ、この日が公式な批准日となります。なお、発効日はそれから30日後の２月19日です。批准は国連加盟の１９３カ国中１４１番目でした（ＥＵを含む）。決して早くはありませんでしたが、国内法制の整備＊を含めてていねいに手順を踏んだという点で国際的に高く評価されています。

批准の方法や批准後の法的な効力は、国によって異なります。日本の効力は、憲法の規定によって一般法律より上位に位置づけられ、法的に強い力を持つことになります。

＊批准の経過：日本の国会で批准が承認されたのは、２０１３年12月４日。このあと閣議決定を経て、２０１４年１月20日に、批准書を国連事務総長に届け、30日後の２月19日に国内で効力が生じた。

＊国内法制の整備：国際条約を批准するために、条約の水準と矛盾しないように、国内の法律や制度を創設または改めること。

障害者権利条約で優生思想と対峙

すでにおわかりの通り、障害者権利条約はその全体で障害を理由とした差別や偏見を厳しく戒め、目に見える形での社会制度で除去することを求めています。それはそのまま優生思想への対峙につながります。

改めて障害者権利条約をながめていると、「優生思想には屈しない」とする強いメッセージに気づかされます。これに関する主な条項として４点を紹介しましょう。

①第８条（意識の向上）

「あらゆる活動分野における障害者に関する定型化された観念、偏見及び有害な慣行と戦うこと。」（1-b項）

国連や条約の、差別や偏見とは妥協しないとする強い意思がうかがえます。そこで大事になるのが、誰が戦うのかということです。文脈からみて、その先頭に立つのが、国であることは明白です。具体的には、総理大臣や国会議員、裁判官が率先すべきです。そのうえで自治体の首長や議員も、医師も教師も、そしてこの本の読者のみなさんも、みんな戦いましょうと言っているのです。それだけではなく、自身の中にある「内なる差別」とも戦うことを求めています。

でもこの戦いは、誰かを傷つけるというのではなく、世の中をよくする戦いです。きっとすがすがしいものになるはずです。日本の法律で「戦う」を明記したものは、他にないと思います。

②第10条　生命に対する権利

「締約国は、全ての人間が生命に対する固有の権利を有することを再確認するものとし、障害者が他の者との平等を基礎としてその権利を効果的に享有することを確保するための全ての必要な措置をとる。」

人権条約にあって、なにより大切なのは生命の尊重です。ところが、障害のある人の過去をふり返るとき、なにより大切なはずの生命が簡単に踏みにじられてきました。障害者権利条約には、特別の意味を込めてこの「生命」が位置づけられているように思います。

③第17条（個人をそのままの状態で保護すること）

「全ての障害者は、他の者との平等を基礎として、その心身がそのままの状態で尊重される権利を有する。」

障害のある人が、背伸びして障害のない人に合わせる必要はないとしています。言い換えれば、社会の側から障害者に近づくべきと言っているのです。「劣った人は社会から退場してもらいましょう」とする優生思想とは、正反対の考え方です。障害の重い人や家族にとっては、どれくらい気持ちが休まるでしょう。権利条約の条文ではもっとも短文ですが、もっとも深みのある条項の1つと言っていいと思います。

④第23条（家庭及び家族の尊重）

「障害者（児童を含む。）が、他の者との平等を基礎として生殖能力を保持すること。」（1-c項）

第23条は、この「生殖能力の保持」の条項に先立って、婚姻の自由と家族形成の大切さをうたっています。加えて、子どもの数や出産間隔については本人の意思が尊重されなければならないとし、生殖や家族計画についての情報と教育の享受が権利であることを明記しています。先の第10条ならびに第17条と合わせて、優生思想や優生政策に強力に対峙するものです。

権利条約は楽譜によく似ています。楽譜の音符や記号、五線符などは世界共通です。権利条約に記されている内容も世界共通です。同じ楽譜であっても、演奏の仕方によって結果はまちまちです。感動する場合もあれば、楽譜の価値を台無しにしてしまう場合もあります。私たちの社会において権利条約をいかに奏でるかが、とても大事になります。演奏力が試されることになります。国や自治体で、地域社会で、個々の法人や事業所で、そして学校や職場などでも、豊かなハーモニーを奏でようではありませんか。

第5章

「やまゆり園事件」と障害のある人のいま

あの日の衝撃

２０１６年７月26日の未明に発生した「やまゆり園事件」は、まだまだ記憶に新しいと思います。元施設職員*の手で、知的障害を伴う19人の重度の障害者が殺害され、27人の障害のある利用者と職員が傷つけられました。

あまりに残忍な手口と46人という犠牲者数の多さに、日本中が震え上がり、世界中に衝撃が走りました。恐ろしさをより大きくしたのは、植松聖被告に潜む強烈なゆがんだ考え方です。ゆがんだ考え方は、事件の５カ月前の衆議院議長の公邸に持参した手紙にも表れています。

そこには、「私の目標は重複障害者の方が家庭内での生活、及び社会的活動が極めて困難な場合、保護者の同意を得て安楽死できる世界です」「障害者は不幸を作ることしかできません」などとありました。私はすぐさまナチス・ドイツ時代の、優生思想に満ちた障害者への仕打ちを連想しました。

この事件は、２つのポイントでとらえる必要があります。それは、日本社会が抱える問題の縮図と言ってもいいかもしれません。１つは、障害ゆえにみら

＊元施設職員：神奈川県立津久井やまゆり園（運営は社会福祉法人かながわ共同会、神奈川県相模原市に設置）に、２０１２年12月１日付で非常勤職員として採用された男性。その後、常勤職員として勤務（２０１３年４月から２０１６年２月）。男性による２０１６年２月の犯行予告ともとれる衆議院議長あての手紙には、「重度障害者は生きていても仕方がない。安楽死させた方がいい」旨の記述がある。

れる特別の現象です。もう1つは、現代日本にはびこる社会のゆがみです。

障害ゆえの現象

1つ目から考えてみましょう。以下に掲げる事がらは、もし障害がなければあり得ないことだと思います。事件を通して表面に浮かび上がった事柄です。

まず多くの人が疑問に思ったのは、大型の入所施設*の存在ではないでしょうか。やまゆり園には150人近い障害者が住んでいました。こうした入所施設は、やまゆり園以外にもたくさん存在します。

大勢の大人が集まって、しかも長期に暮らすというのはどうみても不自然です。ノーマライゼーション*の理念ともかけ離れます。北欧を中心に先進国の多くが、こうした入所施設の縮小もしくは廃止の方向を打ち出しています。それればかりではありません。もし多人数での生活様式でなかったら、あのような短時間のうちの大量殺傷には至らなかったのでは……、ついそんなふうにも考えてしまいます。

***入所施設**：76ページ参照

***ノーマライゼーション**：110ページ参照。

しかし、問題はそう単純ではありません。もし、やまゆり園のような生活施設が消滅したとしたら、障害者にとって譲ることのできない、「安心」がたちどころに奪われてしまいます。家族への心身の負担も一気に押し寄せます。入所施設に頼らざるを得ない背景に、地域で暮らすための支援策の貧しさや家族にのしかかる負担があることを忘れてはなりません。この問題は、「安心」というキーワード抜きには考えられないのです。

次にあげたいのは、匿名報道*の問題です。

大規模な殺人事件で、氏名を伏せる報道はこれまでありませんでした。警察は、その理由を遺族の意向に沿ったものとしています。遺族の意向が何かを探っていくと、そこには氏名を明らかにすることによって家族や親族に不利益が生じるのではとする心配の声がありました。

実際にも、被害者の家族の1人で元家族会の役員からは、「家系に障害者がいたことを知られると、他の兄弟姉妹や孫の就職ならびに結婚などに影響が出かねないと考えている人が少なくないのでは」とありました。

思い起こされるのは、ナチス時代の障害者への蛮行に対する補償問題で

***匿名報道**：事件や事故に際し、被害者の氏名を明らかにしない報道の仕方。殺人事件での匿名報道は稀である。明らかにするのを実名公表、実名報道と言う。

す。障壁の1つになっているのが、遺族の声がまとまって上がらないことです。その背景に、同じように家系内の障害者の存在を知られたくないとする他の親族への気遣いがあると言われています。

ただ、ここでも遺族を一方的に責めることはできません。「なぜ一般市民と同じように実名報道としないのか」という疑問と、氏名を伏せざるを得ない背景とを同時にとらえる必要があります。このぶつかり合う2つの論点を一体化して深めるなかに、問題の本質とあるべき方向性がみえてくるのではないでしょうか。

また、難を逃れた多くの利用者が、事件が起こった施設内で長期間生活を続けたことも理解に苦しみます。事件の規模と凄惨さからみて、普通の感覚で言えば、住んでいた人たちは、いったんは現場を離れるのではないでしょうか。それは決して亡くなった人たちのことを嫌がったり、遠ざけようというのではありません。心のバランスを保つためのごく自然な振る舞いです。

事件現場からすべての利用者が離れるまでに、9カ月近くもかかりました。行政担当者の声として、「慣れた環境のほうがいいのかもしれない」が報じられていましたが、デリカシーを欠くあまりに不適切な発言です。

さらに、事件の風化が早いのも気になります。事件から半年後くらいからメディアの扱いはめっきり減りました。さすがに事件から1周年、2周年のときは、一過的に報道量は増えましたが、その後は潮が引くように事件から遠ざかる一方です。

もしこれが障害のない市民に降りかかった事件だったとしたらどうでしょう。報道の扱いも、社会の関心も随分と異なっていたのではないでしょうか。言いようのない虚《むな》しさを感じます。

社会のゆがみが事件を後押し

次に、日本社会が抱える問題の2つ目について述べます。それは、事件と社会のゆがみとの関係です。これに先立って、改めて「やまゆり園事件」への迫り方について触れておきます。私は「やまゆり園事件」に対して、当初から2つの側面から迫るべきとしてきました。

1つ目の側面は、事件の特異さに焦点を当てることです。もっとはっきり言うと、植松被告の異常な言動を解明することです。衆議院議長あての手紙の内容、真夜中にガラスを破って施設に侵入したこと、約1時間のうちに47人も斬りつけたこと、重度障害者のみをねらったこと……、どこからどうみても異常ずくめです。これらの特異な側面は、精神医学や心理学の力も借りながら、今後の裁判で徹底的に明らかにしてほしいと思います。

2つ目の側面は、被告個人の特異さだけでとらえるのではなく、事件といまの社会を関連づけて深めることです。現代日本にはびこる社会のゆがみから事件をとらえることであり、ここにこそ事件の本質が潜んでいるように思います。

そこでいまの社会をどうみるかですが、特徴を簡単に言うと、人間の価値をとらえる基準が変質し、生産性や経済性が何よりの目安になってしまったことです。速度や効率を競い合い、勝ち残った者は優秀な人や強い人とされ、ついていけない者は劣る人や弱い人となってしまいます。このような考え方を生み出す背景に、市場万能主義*や新自由主義*の蔓延《まんえん》があります。

これらは、高度経済成長期に入った1950年代半ば頃からジワジワと進

＊市場万能主義：低福祉や自己責任を基本として、政府の市場への介入や干渉をできるだけ減らすことで、国民に最大の公平と繁栄をもたらすという経済や財政運営の考え方。市場原理主義とも言う。

＊新自由主義：政府の役割を小さくしながら、市民の自己責任を強め、公営事業の民営化などで、社会保障や社会福祉、公共サービスなどを減少させ、あわせて規制緩和による競争促進や国際グローバル化を進めようとする考え方。

行し、今世紀に入ってからはさらに加速しています。その結果何が起こっているでしょう。耳にしたことがあると思いますが、「格差社会」や「不寛容社会」と言われる現象です。「勝ち組、負け組」「弱肉強食」「早くちゃんときちんと」「うざい、むかつく、キレる」なども、根っこは一緒です。

植松被告も、こうした考え方がはびこる日本社会で生を授かり育まれました。ゆがんだ社会の影響を受けないはずはありません。

やまゆり園事件の検証は、厚労省の検証委員会が言うような精神科医療における措置入院制度の見直しや社会福祉施設の防犯対策強化のみで終わってはなりません。それではあまりにも浅薄です。本格的に検証するには、以上述べてきた社会のゆがみとの関係に正面から向き合うことです。

行政府や立法府はもちろんのこと、経済界や教育界、マスコミ、そして市民社会みんなが真剣に向き合うべきです。

障害は誰にでも

植松被告は、重度障害者の存在を否定しました。しかし、それはありえないことです。このことを考えるうえで、まずは障害者についての基礎知識から入りましょう。

ひと言で「障害者」と言ってもさまざまです。日本の障害のとらえ方は、大きく３つにわかれます。身体障害者、知的障害者、精神障害者の３種類で、これらの区分は原因や体のどの部分に障害があるかによって決まります。

最初に、最新の厚生労働省のデータ*に基づいて障害のある人の実数からみていきましょう。

①身体障害者

肢体障害、視覚障害、聴覚障害、内部障害（肺活量が極端に少ない人や人工透析を受けている人、心臓にペースメーカーを付けている人など）、音声言語障害（声帯摘出者を含む）のある人が対象になります。身体障害者の数は４３６万人。

②知的障害者

文字や数が認識できにくい人やダウン症の人などが含まれます。知的障害者の数は１０８万人。

＊**厚生労働省のデータ**：https://www.mhlw.go.jp/toukei/list/dl/seikatsu_chousa_b_h28_01.pdf

③精神障害者

統合失調症、躁うつ病、てんかん、アルコールや薬物などによる中毒・依存症などさまざまな精神疾患のある人などが対象になります。精神障害者は392万人。

合計は936万人になりますが、自閉症を含む発達障害者や難病、高次脳機能障害などの人は、この3種類の障害者のいずれかに振り分けられるか、「谷間の障害」として、法律や制度の狭間に置かれる場合があります。

実は、もう1つ大きなグループが残っています。アルツハイマー型を中心とする認知症の人たちです。その数は、現時点で462万人と推計されています。

このようにみていくと、障害者936万人と認知症462万人の合計は1398万人になり、全人口に占める割合は11%を超えます。

さらに、この枠にも入らない障害者が存在するのです。難聴や弱視、色弱、発達障害、難病患者のかなりの人が、障害者の認定を受けていないのです。

これら障害状態にあるすべての人を含めると、世界保健機関（WHO）の推定している「障害者は人口の15％」の水準に達するか、それを超過することになります。この割合はもはや少数者とは言えません。同時に、他人事とは言えないのではないでしょうか。一気に身近なテーマになるはずです。

また、自身のライフコースを考えても、事故や病気に遭う可能性、さらには年齢を重ねることで、自然と認知機能の低下、視力や聴力の低下、歩行困難など、さまざまな障害を抱えていくのです。そして、誰でも命を終える寸前には、間違いなく脳や心臓などの機能不全という障害状態をくぐります。

少し想像力を働かすと、「障害」は自分自身の問題であることがわかるかと思います。

もし、植松被告が主張するように障害者の存在を否定するのであれば、それは社会そのものの否定に他なりません。そして、未来の自分自身をも否定してしまうのです。社会のあり方も、個々の人生設計も、障害を抜きには考えられません。

４つのものさしから見えてくるもの

人間社会と切っても切れないこの「障害」という課題に、私たちはどのように向き合えばいいのでしょう。

このことを考える手がかりの１つに、かつて国連が明言した決議文の一節が思い起こされます。それは、「障害者をしめ出す社会は弱くもろい」です。つまり、障害のある人に対する政策水準が高いほど、寛容性のある、誰もが住みやすい社会になるというのです。

しかし、障害のある人に対する政策水準を判定するための一般的な基準は確立されていません。20年ほど前、私が完全に視力を失った頃でしたが、ふと政策水準を測る「ものさし」が思い浮かびました。この「ものさし」は、私の実感とも重なり、そこそこの正確さがあると思います。いまもよく用います。

ポイントは４つです。

①障害のない市民一般の暮らしぶりとの比較

もう少し正確に言うと、同じ年代の障害のない人たちと比べたとき、障害のある人でもその年代にふさわしい暮らし方が保たれているかということです。

②日本と同じような経済力にある国の政策水準との比較

具体的には、ヨーロッパや北米各国の障害関連の法律や制度と比較することです。とくに重要な点が予算の裏づけがあるかどうかです。

③過去の政策と現在の政策との比較

以前の状態からみて、課題や問題がどの程度解消されているのか、政策が発展しているとすれば、その速度の妥当性を問うことです。

④障害当事者のニーズとの比較

もし、障害当事者の生活実態やニーズとかけ離れているとすると、それは主人公不在の政策であり、もしかしたらお仕着せの政策になります。

こうしたものさしでとらえるとどうでしょう。

たとえば、①のものさしで、障害のある人の所得状況を測るとします。実態がよくみえてきます。障害の重い人の大半は、貧しさの瀬戸際とされる相対的貧困線（日本の場合、年間の自由になるお金が約１２２万円以下）を下回っています。本当の自立生活とはほど遠く、仮に地域で暮らしていたとしても、家族への依存が前提になります。

それぞれのものさしには特徴がありますが、④の「当事者のニーズとの比較」が、もっとも重要になります。４つのものさしでていねいに測ると、日本の障害のある人の現状と課題がくっきりと浮かび上がってきます。残念ながら、多くの障害のある人にとっては、「安心」とはだいぶ距離があると言わざるを得ません。すなわち、「弱くもろい社会」から脱しきれないでいるのです。

優生思想に負けないために

もう一度、「やまゆり園事件」にもどりましょう。

この事件が私たちの社会に突きつけたテーマは、優生思想の問題であり、極端な障害者差別の問題です。

優生思想や障害者差別に本格的に向き合うためには、前にも述べた通り「障害者権利条約」が有効です（１０４ページ参照）。でも、権利条約が社会のすみずみにまで浸透するにはもう少し時間がかかります。

優生思想や障害者差別への当面の対抗手段が必要になります。対抗手段を考えるうえでの大きなヒントが、植松被告が攻撃の的にした「重度障害者」です。

このことを考えるにあたり、改めて障害のある人が置かれている現実をみていきましょう。たとえば、東日本大震災時の障害者の死亡率は全住民の死亡率の２倍を記録しています。また、７万人あまりの精神障害者が「社会的入院*」を余儀なくされ、13万人近い知的障害者が入所施設に入ったままです。

これだけをみても、障害のある人の状態は、さながら「二級市民」も同然です。こうした状態そのものが、障害のある人への誤った見方を助長し、差別や偏見を膨らませてしまうのです。

被災時の死亡率が障害のある人もない人も変わりがなくなり、社会的入院の問題が解消され、重度の障害のある人も地域で暮らすのが当たり前になればどうでしょう。

障害のある人へのまなざしは大きく変化し、弱い立場にある人を標的にす

＊**社会的入院**：医学的には入院の必要がなく、退院が可能にもかかわらず、働く場や住まいの確保が難しかったり、家庭の事情などから、長期に病院に入っている状態。おびただしい数の社会的入院者の背景に、「民間病院の経営事情、すなわち大量に退院すると病院の経営が難しくなる」との見方もある。

るような考え方はしぼんでいくに違いありません。

以前に、英国の友人から、「政策が先、意識は後」と教えられました。視覚障害者にとっての大敵となる放置自転車の問題で考えてみましょう。

結論から言うと、意識やモラルを問うだけでは限界があるということです。仮に放置した人をみつけたとしても注意する側とされる側の個人的な関係で終わってしまいます。これでは、いつまでたっても根本的な解決にはつながりません。これに対して、具体的に、駐輪場の整備、巡回警備員の配置、駐輪禁止標識の設置などの政策面で対応するとどうでしょう。実際の効果だけではなく、駐輪場や駐輪禁止の標識が目に留まれば、「違法駐輪はやめよう」と心が動かされるはずです。

良質な政策が先行することで、まともな意識が目覚めるのであって、その逆ではないのです。

いま私たちの国が問われているのは、障害者福祉政策の飛躍的な拡充です。政策の拡充に意識が触発されるのであり、きっと重度障害者のとらえ方や接し方にも変化が生まれるに違いありません。政策の拡充には、政治の力が欠かせません。障害のある人のための政策を、もっと政治の表舞台で取り上げることを期待します。

ここで１つ加えておきたいことがあります。それは、独り障害分野のみの発展はあり得ないということです。近接する貧困や高齢、保育、セクシャルマイノリティー、在日外国人などの分野とも緊密に連携していくことが肝要です。

第6章 私たちにできること

気づきの底辺を広げよう

この本では、障害のある人にとっての過去のつらい出来事を述べ、一方で優生思想への対抗手段として、障害者権利条約が大きな力になることを紹介してきました。

でも、急に「T4作戦」や優生政策とか、障害者権利条約と言われても、「すぐにはついていけそうにない」、そんな声も聞こえてきそうです。

そこで最終章では、少し角度を変えて、歴史や社会の問題に対して、身近な問題に対して、一人ひとりのできることは何か、このことに焦点を当ててみたいと思います。

この点で、私が真っ先にあげたいのは、「気づく力」です。気づくことは、人間の力のなかでももっとも高次の行為の1つです。そして、誰にでも備わっています。誰もが磨くことができます。ここからは、気づきの力に絞って考えることにしましょう。

気づくことで連想させられるキーワードがあります。それは、「きざし」

であり、「前ぶれ」です。気づくこととききざしや前ぶれとの関係がかけ離れたとき、すなわち気づきの力が鈍ったときに、おかしな方向に向かうのです。大きく言えば、社会や歴史のゆがみを許してしまうのです。

この本の主柱である「T４作戦」や断種政策もそうでした。最初のうちは目に見えないほどの動きだったに違いありません。それが、あれよあれよという間に、誰も手がつけられなくなってしまいました。きざしや前ぶれの段階で察知し、その芽を摘んでいれば、あのような惨劇は避けられたかもしれません。

このことを、私たちの日常に引きつけるとどうでしょう。たとえば、学校や職場などで後を絶たないいじめの問題で考えてみます。いじめの起こり方はさまざまですが、いじめられる側のつらさと孤立感は、共通して耐えがたいものです。いじめが進行した時の結末は深刻です。時に生涯におよぶ心の傷を負い、命を奪うことさえあります。職場での各種ハラスメント（いやがらせ）も同様です。

ここでも大事になるのが気づきの力です。いじめの問題での気づきの力とは、大きく見て2つの要素があると思います。1つは、想像力です。同じ立場に立つことは難しいとしても、その立場に近づこうとする努力はできるはずです。大切なのは努力することです。もう1つは、きざしとしてのSOSを感じ取ることです。とくに、いじめの初期段階での微弱なSOSを察知することです。実は、いじめる側への対応も、本質は変わりません。同じように、気づく力で萌芽を摘み取れる場合が少なくありません。

周囲の人たちに、こうした気づきの力があれば、いじめやハラスメントは、少なくとも減らせるはずです。

さて、人間にとって大切な気づきの力ですが、いったいどうすれば磨くことができるのでしょう。はっきり言えることは、自然に身につくものではなさそうです。逆に言えば、努力すればだれにでも身につけられるのです。以下、私の体験を交えながら、気づきの力を磨くための4つのポイントを紹介します。それは、

①知ること

②わかること

③伝えること

④動くこと

の4点で、これらを深めることです。深めることは、そのまま気づきの底辺の広がりにつながります。広がることで、物事の見え方に変化が生まれ、当然、きざしや前ぶれの感知力も増すに違いありません。それでは、4つのポイントのそれぞれに焦点を当てていきましょう。

始まりは知ることから

まずは、「知ること」から始めましょう。具体的な内容に入る前に、「知ること」にちなんで、自身の体験から不思議に思ったことを話します。それは、目が見えていた頃で、新聞に目を通しながら感じたことです。障害分野に携わって数年になっていたかもしれません。「障害」とか「社会福祉」という見出しに必ずと言っていいほど目が留まるのです。民間企業に勤めていた友人に聞くと、こちらは、「経済」「景気」「株価」などの経済用語が飛び込んでくるというのです。どうやら、脳の仕業であることがわかりました。

脳の研究者によると、知っていること、関心があることなどが本人の脳にインプットされ、膨大な情報の中にあっても特定のキーワードに強く反応するのだそうです。知ることや関心を持つことの大切さが、科学的に裏づけられることを教えられました。

「知ること」で強調したいのは3点です。

１つ目は、歴史を知ることです。関連する本からあるいは直接の体験者や、専門の研究者から学ぶことで歴史を知ることができます。私もこの本を書くために「Ｔ４作戦」や「優生政策」の歴史を掘り下げました。正直に言いますと、ぼんやりとした知識はありましたが、これほどの背景と規模が大きいとは知りませんでした。関係の文献をあさり、殺害施設の現場を訪れて、遺族などから直接話を伺って、歴史の事実を確信しました。

２つ目は、いまを知ることです。

先にあげた「やまゆり園事件」もそうですが、障害のある人に対する、目を覆いたくなるような人権侵害は、枚挙に遑《いとま》がありません。つい最近も、大阪・寝屋川市で、障害のある女性が「座敷牢*」状態のまま凍死している事件*

＊座敷牢：精神障害者や知的障害者などを対象に、昔は座敷に隠蔽、その後は家の一角や離れ、小屋、物置、檻《おり》などでの監禁状態の特殊な居住の場。正確には「私宅監置」と言われ、１９００年から１９５０年まで法律（精神病者監護法）で認められていた。東京帝国大学教授だった呉秀三らによって、明治末期から大正初期にかけて初めて実態調査が行なわれた。この調査がきっかけとなって、１９１９年に精神病院法が制定されている。

＊大阪府寝屋川市女性監禁事件：２０１７年12月に、民家から障害のある女性（33歳）が凍死状態で発見され、死体遺棄容疑で両親が逮捕された。両親は、「約15年前からプレハブに監禁していた」と供述。発見時の体重は、19kgと極度にやせていた。

＊兵庫県三田市での監禁事件：２０１８年1月、障害のある男性（42歳）が自宅敷地内の檻に閉じ込められているのが発覚。父親（73歳）は、「16歳の頃から監禁していた」とし、監禁の理由として「息子が暴れたから」と供述している。

が発覚しました。兵庫・三田市でも同じような監禁事件*がありました。7万人を超える精神障害者が、社会的入院の状態に置かれています。また、学校や職場で後を絶たないいじめやハラスメント、虐待、自殺（自死）の多発についても、もっと関心を抱き、実態を知るべきです。

3つ目は、関連する領域を知ることです。

たとえば、ユダヤ人の大虐殺は有名ですが、他にもカンボジアでの大虐殺*、ルワンダでの大虐殺*、などがあります。これらはジェノサイドと呼ばれるもので、体制（政府）にとって都合の悪い人びとを一方的に殲滅《せんめつ》するという点で共通します。

また「T4作戦」ほど大規模ではありませんが、戦時下の日本でも障害者に対する蛮行はたくさんありました。都立松沢病院（精神科病院）では栄養失調という名目でおびただしい数の患者が死亡しています。食糧を絶たれたことによる飢え死にであり、飢餓殺《きがさつ》も同然です。障害者の多くは、「ごくつぶし*」「非国民」呼ばわりされ、社会から邪魔者扱いされました。

＊カンボジア大虐殺：ポル・ポト政権によって、1975年から1979年の間に起きた大虐殺。都市部に住んでいる人びとを強制的に農村に移住させ、政府に反抗する知識人、文化人など170万人以上の自国民を殺害した。また「資本主義の垢《あか》にまみれていない」との理由で子どもの洗脳に力を入れ、子どもの医師や少年兵を養成していった。

＊ルワンダ大虐殺：1994年にアフリカのルワンダで発生した大虐殺。約100日の間に、政府系のフツ族とそれに同調するフツ族過激派によって、多数のツチ族とフツ族穏健派が殺害された。およそ50万人から100万人が犠牲になったとされている。

＊「ごくつぶし」：戦時下の日本国内の広い地域で、障害のある人のことを、かげぐちをたたくようにして、時には露骨に「ごくつぶし」とか「非国民」と呼んでいた。「ごくつぶし」は、元々は「穀つぶし」とされ、穀物を食べるだけで何もしない、米を食べるだけで働かないという意味である。差別的で軽蔑的な表現であり、障害当事者や家族からすると屈辱的な言葉だった。

わかることで自身の血肉に

実は、「知ること」と「わかること」は、まったく別ものなのです。たしかに両者は関係しますが、順番がはっきりしています。まずは知ることが先で、それを自分なりにかみくだき、考えることを通して、知った事柄の意味が理解できるのです。この理解こそが「わかること」で、「納得する」とか「血肉になる」と言っていいと思います。「わかること」によって、ようやく問題の本質の入り口に立つことができるのです。

●3つの事実を深める

「わかった」と納得するためには、前にあげた3つの「知ること」を深めていくことが大切です。①歴史の事実、②いまの事実、③関連領域の事実は、いずれも大きなテーマですが、わかるためには一つひとつをていねいに掘り下げていく必要があります。

この本で取り上げた「T4作戦」や「優生政策」は歴史の事実にあたりま

すが、関連する本や資料だけでもたくさんあります。本気でわかろうとするためにはそれなりのエネルギーが必要です。でも思わぬ発見や手ごたえを感じると、「もっと知りたい」「もっとわかりたい」とする新たなエネルギーが湧いてくるものです。

一方で、比較的簡単なのは、②いまの事実から入ることです。情報が集めやすく、直に話を聞ける関係者は結構いるはずです。「いまの事実」から入り、そこから「歴史の事実」や「関連領域（近接領域）の事実」に広げていくという方法もあります。

●複数の事実を突き合わせる

もう1つ大事なことがあります。個々の事実を深掘りするのと同時に、時々は関連するいくつもの事実を突き合わせることです。そこに共通点が浮かんできます。たいていの場合、この共通点の中に問題の大事な部分が潜んでいます。

たとえば、「T4作戦」と「やまゆり園事件」、いじめの問題、大規模災害時の障害のある人への被害の集中を合わせみるとどうでしょう。くっきりとみえてくるのは、弱い者いじめであり、強い排外性や不寛容性を感じさせられます。

また、「T4作戦」と「やまゆり園事件」のみを重ねるとどうでしょう。今度は「生産性が乏しい人間は生きていても仕方がない」という考え方が浮かび上がってきます。文字通りの優生思想であり、障害者差別です。強者のおたけびが聞こえてきそうです。

●「わかる」ための小さな方法

「わかる」ためには、まずは自身で問題を掘り下げることです。加えて、誰でもできる方法を2つ紹介しましょう。

1つ目は、ディスカッションを行なうことです。1つの事実や事象を正確に解釈するには、さまざまな角度から光を当てる必要があります。また、問題が大きいほど答えが見つかりにくく、つい独りよがりになりがちです。まずは、クラスメイトや同僚、身近な人と吟味すること、時に先生や詳しい知識を持った人を交えてのディスカッションもいいのではないでしょうか。とくに勧めたいのは、異論を持つ人とのディスカッションや対話を避けないことです。とらえ方に厚みが加わり、客観性が増すに違いありません。

2つ目は、書き留めることです。書くと言っても大袈裟な話ではありません。自分のためのメモでいいのです。日記につけ加えるなどもいいと思います。書く作業を通して、わかることと、わからないこと、あいまいになっていることがクリアになってきます。記憶を形に残すという点でも書くことは有効です。

伝えることは人のためならず

「伝えること」は、いいことずくめです。伝える側にとっては、考えていることや気持ちが他者に広がることになり、伝えられる側にとっては知識や情報が増えることになります。また、伝える側と伝えられる側の間には、自ずとコミュニケーションが生まれ、新たな関係に発展するきっかけにもなります。

さらに、伝えることにはもう1つ重要な意味があります。伝える内容をより確かなものとするために、伝える側には否が応でも精査や整理という作業が伴います。学び直しや復習と言ってもいいでしょう。これらを通して、ディスカッションや書くこととは違った意味で、わかることにもう1つ深みが出てくるのです。そうみていくと、伝えるという行為は、自身にとっても大切な意味があるのです。

ここで、少しばかり注意が必要になります。それは伝え方です。懸命に伝えたつもりでも、相手が受け止めてくれなければ、伝えたことにはなりません。きちんと受け止めてもらうためには、伝えたい要素を明確にすることが何よりですが、加えてちょっとした工夫が大事になります。

たとえば、障害者権利条約の真髄である「インクルージョン」*（障害のある人とない人とを分けない）をクラスメイトや同僚にどう伝えたらよいのでしょうか？　多様性の大切さを力説するだけでは、わかってもらえないかもしれません。

そんなときに、金子みすゞ*の「私と小鳥と鈴と」*の詩を紹介するのはどうでしょう。「鈴も小鳥も私もそれぞれ持ち味があり、みんなちがってみんな

＊インクルージョン：１１２ページ参照。

＊金子みすゞ：１９０３〜１９３０年。出身は、現在の山口県長門市。童話童謡雑誌が隆盛を極めていた大正時代末期に彗星のごとく現れ、ひときわ光を放っていた童謡詩人。「私と小鳥と鈴と」や「大漁」など、やさしくぬくもりのある作品を多数残している。

＊「私と小鳥と鈴と」：金子みすゞの詩で、代表作の1つ。人にはかけがえのない個性があり、それぞれに持ち味やよさがあるという意味。他者の尊重や多様性の尊重にもつながる。この詩は、「みんなちがってみんないい」でしめくくっている。

いい」というこの詩は、インクルージョンの心をうまくとらえていて、一気にイメージが広がるのではないでしょうか。

優生思想についても、そのままでは難しそうな印象を与えてしまいます。そこで私がよく用いるのが、前章でも紹介した「障害者をしめ出す社会は弱くもろい」という国連決議の一節です。これは、「障害者が住みやすい社会はみんなが住みやすい社会」と同じ意味です。国境を越えてねりあげられたスローガンやフレーズを生かしながら、優生思想のおろかさと社会のあり方を説明するようにしています。

動くことは変化の大元

最後に動くことについてです。動くことの大切さを3つのポイントで考えてみましょう。

1つ目は、かけがえのない人物や得難い事実と出会えることです。私のことで言えば、もし自身に動こうとする気持ちがなければ、「T4作戦」の問題との本格的な出会いはなかったと思います。NHKの取材班とのつながりや、遺族や数々のキーパーソンとの出会いもありませんでした。NHKのTV番組制作もどうなっていたかはわかりません。

みなさんの中には、障害のある人とほとんど接する機会のない人もいるかと思います。1つのテーマに向き合おうとするとき、当事者と直に触れることが何より大切です。地域には障害関連の事業所や団体・グループがだいぶ増えてきました。積極的な気持ちとわずかな勇気があれば、いい出会いが待っているに違いありません。

2つ目は、動くことで自身が試され、確信につながるということです。他流試合ではありませんが、知ったことやわかったことを他者にぶつけることで、いろんな反応が返ってくるはずです。厳しい反応を含めて、自身の力を試す機会になります。動くことによって試され、試されることによって、知ったことやわかったことに磨きがかかり、知ったことやわかったことがいよいよ「自分のもの」になっていくのです。このことを確信と言ってもいいように思います。

3つ目は、動くことで変化がもたらされることです。正確に言えば、動いたからと言って変わるとは限りません。でも、動かなければ何も始まりません。「エネルギー不滅の法則」というのを聞いたことがありますか？ こちらから発したエネルギーは、すぐには形にならなくとも、どこかに結びつくというものです。

たとえば、自身の話や行動が、誰かの心に残り、すぐにではなくてもその人に影響をもたらすかもしれません。これもこの法則にあてはまります。動くこと、エネルギーを発することは、相手や物事を変えるための最初の一歩であり、しかし大きな一歩になります。

知ること、わかること、伝えること、動くことの大切さを話してきました。やりやすいところから入るのもいいでしょう。そして、少しずつ全体を意識できればなおいいと思います。間違いなく気づきの底辺が広がるはずです。同時に、物事をとらえる自分らしい視点が磨かれていくのではないでしょうか。

あとがきにかえて――少し長めの自己紹介

いたたまれなかった入学選考

最初の章で約束していた、私がどんな経歴をたどっていまを迎えているのかを紹介しましょう。このことは、「大切にしてきたものは何か」と言い換えてもいいと思います。

私が大切にしてきたもの、それは人権です。とくに、障害のある人の人権へのこだわりです。

重く硬い響きの「人権」という言葉に、私も最初から馴染《なじ》んでいたり、その意味がわかっていたわけではありません。ジワジワと意識してきたというのが正直なところです。いろんなところでの自己紹介で、「私は人権のことに取り組んできました」と言うと、自分でも自らの半生がまとまってみえるのが昨今の心境です。

私の人権へのこだわりや取り組みには、２つのポイントがあります。１つは「守る人権」で、もう１つは「攻めの人権」です。

１つ目の、「守る人権」ですが、これは「守らせる人権」と言ったほうが正しいかもしれません。このことで真っ先に思い浮かぶのは、都立小平養護学校（現、都立小平特別支援学校）での、障害の重い子どもの教育権を守るための体験です。

都立小平養護学校に教職員として勤めていた最初の頃は、障害の重い子どもたちは義務教育から排除されていました。保護者が「就学猶予または免除願」を提出し、これを教育委員会が受理して、義務教育の猶予または免除が認められたのです。就学の猶予とは入学の時期を遅らせることであり、免除とは義務教育の放棄を意味します。実際には、保護者の大半は、猶予も免除も自らの本心ではありませんでした。

１９７０年代に入ると、都市部を中心に変化が現れました。入学決定の可否が個々の障害児学校に委ねられるようになりました。具体的には、学校ごとの職員会議で入学選考がなされました。都の教育庁から示された定員の枠内で選考が行なわれたのです。

私がいた小平養護学校では、年度末になると、次年度の入学希望者と保護者を学校に招きました。個々の障害状況の調査や面接などを行ない、これを基に選考のための職員会議が開かれました。入学希望者は毎年定員をオーバーし、１・5倍以上になることもありました。簡単には決着がつかず、職員会議が連夜に及ぶこともしばしばです。最後は決まって多数決でした。議長が1人ずつ子どもの名前を読みあげ、「適か否」の挙手を求めるのです。

この職員会議で、私は決まって発言しました。「教育権は憲法や教育基本法に定められているもの、国民みんなが守られるもの」「権利を多数決で決めるのはおかしい」、こんなことを必死に言いました。70人もの中堅・ベテラン教員の前での発言は勇気がいりました。喉がかわき足が震え、つい青っぽい言い方になったことを思い出します。

入学選考の攻防はその後も続きます。でも、私たちの主張に少しずつ賛成してくれる人が増え、年度を追うごとに定員を超過して受け入れるようになりました。そんな中で、ついに東京都は、「1974年度から希望する子どもの全員就学を実施する」を発表しました（国の義務制実施は1979年度から）。権利は守られるものという主張が実現した瞬間でした。

「守る人権」とは、国の内外を問わず、みんなで決めた人権のルールを具体化することです。残念ながら形だけになってしまっているルールはたくさんあります。

国内で言えば、守るべきでもっとも大事なのは何と言っても日本国憲法です。たとえば憲法第25条には、「すべて国民は、健康で文化的な最低限度の生活を営む権利を有する」とあります。でも、大半の障害者はこのことを実感できてないのではないでしょうか（多くの貧困の状態にある人も同様ですが）。また、平和主義を裏づける第9条については、強い危うさを覚えます。人権は平和な社会で守られることを、肌感覚で感じるのが障害者です。この本で取り上げた「T４作戦」の問題もそうですが、戦争と障害者の人権は絶対に相容れません。

国際的な人権ルールで守るべきは、私たちの立場からはさしあたっては障害者権利条約です。第４章でも紹介しましたが、障害者権利条約がきちんと守られれば、差別も偏見もしぼんでいくに違いありません。社会の風景が変わるでしょう。

ゼロから1を創り出す

さて、もう1つの「攻めの人権」ですが、これは「創る人権」と置き換えてもいいかもしれません。憲法や社会福祉関連の法律、そして障害者権利条約が完全に守られれば、障害者の暮らしぶりは相当な水準に達するはずです。しかし、現実はそうではありません。人権の基本となる個人の尊重は遠く及ばず、いろんな場面で、いろんな地域で権利が無視されたり、薄められています。

こうした中で、「守る人権」の取り組みと並行しながら、とにもかくにも無権利状態から抜け出なければなりません。そこで登場するのが「攻めの人権」です。すなわち「創る人権」です。これについて、2つの実践を紹介しましょう。

1つ目は、地域を舞台とした共同作業所づくりの取り組みです。いまも完全には解決していませんが、30年、40年前は、障害児学校（学級）の卒業後の進路の問題はいまよりはるかに深刻でした。卒業後に通える作業所やデイセンターがないために、障害の重い人の大半は家にとじこもってしまうか地域から遠く離れた入所施設に入らざるを得ませんでした。

私たち若手の教員は、地域の障害者と一緒になって、共同作業所づくりの運動を始めました。必要な条件を整え、１９７4年6月に「あさやけ作業所」（東京都小平市）の開所にこぎつけることができました。四畳半一間のスペースに5人の車いすのメンバーで作業をしたのですから、文字通りのすし詰め状態でした。土間のある古いアパートでしたが、その空間だけはピカピカと輝いていました。

この頃、改めて地域を見渡すと、精神に障害のある人の深刻さもわかってきました。今度は、精神障害者のための共同作業所をつくろうということになりました。あさやけ作業所の開所から2年後の１９７6年10月に、「あさやけ第二作業所」をスタートさせることができました。精神障害者のための共同作業所としては日本初でした。

当時の精神障害者への対応は、現在に増して医療中心、入院中心でした。地域を舞台に、非医療型の共同作業所がどんなものか、全国からの見学者が後を絶ちませんでした。その一方で、精神医療の専門家からは、「大丈夫か」「素人に何ができる」といった不安や批判めいた声が寄せられました。

しかし、すぐにこうした不安や批判の声は影を潜めました。共同作業所が活動を始めて、具体的な成果が見えてきたからです。

その後、無認可の共同作業所（小規模作業所とも呼ばれていた）は、雨後の筍《たけのこ》のごとく設置が進みました。ピーク時には６０００カ所余に達しました。ここでの多様な営みは、今日の障害のある人の地域生活を支える礎を成したと言ってもいいと思います。長い間、無認可状態でしたが、いくたびかの法律改正によって、法定事業への要件が緩和され、大半の作業所が法定事業に移行しています。

２つ目は、市民運動で鉄道駅にエレベーターを設置したことです。その駅とは、やはり東京都小平市にある西武鉄道の小川駅です。運動の母体となったのは「小川駅の改善をすすめる会」で、中心となったのが障害児の母親と障害のある地域住民でした。いまでは考えられませんが、事務局を小平養護学校に置きました。

８年越しの運動が実を結んだのは、１９８２年６月のことでした。２本のホームと駅舎の東西２つの出入り口を結ぶ４基のエレベーターが動き始めたのです。あきらめかけたことは１度や２度ではありませんでした。エレベーターのうなり音に、みんな涙がとまりませんでした。市民運動による鉄道駅でのエレベーター設置は、日本で第１号でした。

私にとっての「攻めの人権」とは、格好よく言えば「無から有」「ゼロから１」を生み出す活動です。物理学の世界では、１から１０００や１００００にするより、ゼロから１を生み出す方がはるかに難しいとされています。たしかに「攻めの人権」にはとてつもないエネルギーが必要になります。だからこそ、それが成ったときの喜びは一入《ひとしお》です。暗闇に人権の灯がポッとともったような感じです。

「守りの人権」も、「攻めの人権」も、これを具体化する活動を通して、私は大きな力をもらうことができました。間違いなく、後の人生にも影響しています。もちろんこの本のベースにもなっています。

自己紹介の最後に私の目のことを話しておきましょう。

私は、40代の後半から、まったく目の見えない全盲状態になっています。もともと弱視でした。少しでも見えるようにと、角膜移植の手術を何度も行ないました。残念ながらいい結果は得られませんでした。それどころか、手術を繰り返しているうちに、角膜移植後に起こしやすい緑内障という怖い病気を発症してしまったのです。重い緑内障は、網膜を壊してしまいます。とうとう6年ほど前から光も失ってしまいました。

いまでも文字と別れた日のことをはっきりと覚えています。もう20数年前のことです。朝起きたら、昨日まで見えていた新聞の大見出しが見えなくなってしまったのです。それはそれはショックでした。それを救ってくれたのは音の出るパソコンでした。音声パソコンとの出会いで、絶望の淵から這い上がることができたように思います。少しずつ腕が上がり、この本も、「音声パソコン君」との二人三脚でつくり上げることができました。

不便なことや不都合なことはいっぱいあります。でも、見えないことで、観えるようになったこともあります。まんざらでもないというのがいまの気持ちです。観る力を磨きながら、障害分野をはじめ、人権分野の発展に力を尽くしていきたいと考えています。

もうひとことお礼

「過去が現在を導き、現在は未来を映し出す鏡である」、これは有名なセルバンテスの小説『ドン・キホーテ』の一節です。未来志向と言えば聞こえはいいのですが、本当のところは安心感や確実さを実感できるいまが問われるのです。そのいまもまた、過去から大きな影響を受けることになります。

しかし、どんなにおかしな過去でもそれをくつがえすことは不可能です。ただし、振り返ることはできます。振り返ることを、歴史の検証や反省と言ってもいいかと思います。未来につながるいまを少しでもよくするためには、この検証や反省がとても大切になります。

こうした点から、遅れの目立つ障害分野をみるとどうでしょう。残念なことに、まずは過去の振り返りが不十分です。重要ながら検証を終えていない問題がたくさん残っています。

この本で紹介した「T４作戦」や国の内外で強行された優生政策もその１つです。私が最初に抱いた、「なぜこんなことが」の大部分は、まだまだ闇の中です。社会の闇と心の闇が重なりながら、人類社会の前に横たわったままです。

明確な答えがでるかどうかは別として、この闇に光を当て続けることが大事です。それがいまを生きる私たちの責務であり、何よりおびただしい数の犠牲者に対する誠実な向き合い方かと思います。その努力の中に、いまをよくするための方法が見いだせるはずです。そして、その延長線上に確かな未来の輪郭が見えてくるのではないでしょうか。

「T４作戦」や優生思想、優生政策についての書籍や資料は、いろいろと出ています。できるだけ多くを、そしてじっくりと読んでほしいと思います。

最後に、書名の「わたしで最後にして」について触れておきます。そこには、おびただしい数の犠牲者の思いが詰まっています。「T４作戦」も、国の内外で繰り広げられた優生手術も、これらを同胞たちに対し絶対に繰り返してはならないとするメッセージです。永遠の警鐘と言っていいでしょう。そしてこの本が、あやまちを繰り返さないための歴史をつなぐバトンの１つとなることを心より願っています。

いよいよおしまいになりましたが、ここで本書の誕生に支援いただいた方々を紹介します。

まずは、ＮＨＫ文化福祉番組部のみなさんにお礼申し上げます。とりわけ、「ナチス・ドイツと障害者」のテーマに熱心に耳を傾けてくれた迫田朋子さん（現在はジャーナリスト）、一緒にドイツ取材に入った村井晶子さんと浅田環さんをはじめとする取材班のみなさん、番組制作に深く関わった熊田佳代子さんに感謝します。

また、日本点字図書館理事長の田中徹二さんと美織さん夫妻には、２０１４年から3年連続の訪独の手助けや資料の翻訳で協力いただきました。ドイツ精神医学精神療法神経学会の下に置かれた特別委員会がとりまとめた『検証委員会最終報告書』の翻訳には、原田公夫さんに多大な貢献をいただきました。訪独に際し、アドバイスをいただいた精神科医の小俣和一郎先生、資料収集で協力をいただいた精神科医の岩井一正先生、同じくドイツのフランク・シュナイダー教授とマルティナ・ラミッヒさんにも深謝します。

ドイツに同行してもらった、坂下共さん（2015年5月）、斎藤なを子さん（2015年7～8月）、荒木薫さん（2016年6月）には大きな力になってもらいました。また、構想から出版に至るまでには、渡部伸太郎さんや吉田早希さんをはじめとするきょうされん事務局のみなさんの献身的なサポートがありました。

そして、合同出版の担当編集者齊藤暁子さんにも感謝します。筆が鈍るたびに、激励の連絡をもらいました。他にも、家族を含む多数のみなさんに支えてもらいました。ここに出版の報告とあわせて、心からの謝意を表します。

2018年9月1日

藤井克徳

■参考になる本（刊行年順）

『はだしのゲン』 中沢啓治、汐文社、1975

『もう一つの太平洋戦争』
障害者の太平洋戦争を記録する会、仁木悦子、立風書房、1981

『私たちは訴える『障害者と戦争』――生活体験記録集 国際障害者年を記念して』
日本教職員組合、日本教職員組合、1982

『障害者と戦争――手記・証言集』 清水寛、新日本出版社、1987

『黄色い星を背負って――ナチ支配下を生きたユダヤ人女性の証言』
インゲ・ドイッチュクローン（著）馬場 謙一（翻訳)、岩波書店、1991

『灰色のバスがやってきた――ナチ・ドイツの隠された障害者「安楽死」措置』
フランツ・ルツィウス（著）山下公子（翻訳)、草思社、1991

『ナチスもう一つの大罪――「安楽死」とドイツ精神医学』
小俣和一郎、人文書院、1995

『ナチスドイツと障害者「安楽死」計画』
ヒュー・グレゴリー・ギャラファー（著）長瀬 修（翻訳)、現代書館、1996

『優生学と人間社会――生命科学の世紀はどこへ向かうのか』
米本昌平・松原洋子・橳島次郎・市野川容孝著、講談社、2000

『夜と霧　新板』
ヴィクトール・E・フランクル（著）池田 香代子（翻訳)、みすず書房、2002

『ナチス・ドイツと聴覚障害者――断種と「安楽死」政策を検証する』
中西喜久司、文理閣、2002

『茶色の朝』 フランク・パヴロフ（著）藤本一勇（訳)、大月書店、2003

『戦争の世紀を超えて』 森達也・姜尚中、講談社、2004

『米食い虫、非国民とののしられながら――戦争を生き抜いた肢体障害者たちの証言』
全国肢体障害者団体連絡協議会、2004

『ハンナのかばん』カレン・レビン（著）石岡史子（訳）、ポプラ社、2006

『ホロコースト――ナチスによるユダヤ人大量殺戮の全貌』
芝健介、中央公論新社、2008

『アンネ・フランク――その 15 年の生涯』黒川万千代、合同出版、2009

『レナの約束』
レナ・K.ゲリッセン, ヘザー・D.マカダム（著）古屋美登里（翻訳）、中央公論社、2011

『アシュリー事件――メディカル・コントロールと新・優生思想の時代』
児玉真美、生活書院、2011

『金子みすゞ名詩集』金子みすゞ、彩図社、2011

『社会を変えるには』小熊英二、講談社、2012

『ナチス・ドイツの有機農業――「自然との共生」が生んだ「民族の絶滅」』
藤原辰史、柏書房、2012

『死の自己決定権のゆくえ――尊厳死・「無益な治療」論・臓器移植』
児玉真美、大月書店、2013

『沖縄戦と心の傷――トラウマ診療の現場から』蟻塚亮二、大月書店、2014

『 私たち抜きに私たちのことを決めないで――障害者権利条約の軌跡と本質』
藤井克徳（著）日本障害者協議会（編）やどかり出版、2014

『ヒトラーに抵抗した人々――反ナチ市民の勇気とは何か』
對馬達雄、中央公論新社、2015

『ヒトラーとナチ・ドイツ』石田勇治、講談社、2015

『日本とドイツ　ふたつの「戦後」』熊谷徹、集英社、2015

『戦争と福祉についてボクらが考えていること』
大田昌秀・浅井春夫ほか（編）本の泉社、2015

『パパ・ヴァイト――ナチスに立ち向かった盲目の人』
インゲ・ドイチュクローン（著）ルーカス・リューゲンベルグ（イラスト）藤村美織（翻訳）、汐文社、2015

『生きたかった――相模原障害者殺傷事件が問いかけるもの』
藤井克徳・池上洋通・石川満・井上英夫、大月書店、2016

『私を救ったオットー・ヴァイト――ナチスとたたかった真実の記録』
インゲ・ドイチュクローン（著）ルーカス・リューゲンベルグ（イラスト）藤村 美織（翻訳）、汐文社、2016

『限りなく完璧に近い人々――なぜ北欧の暮らしは世界一幸せなのか？』
マイケル・ブース（著）黒田眞知（翻訳）、角川書店、2016

『全体主義の起原 1――反ユダヤ主義【新版】』
ハンナ・アーレント（著）大久保 和郎（翻訳）、みすず書房、2017

『全体主義の起原 2――帝国主義【新版】』
ハンナ・アーレント（著）大島 通義・大島 かおり（翻訳）、みすず書房、2017

『全体主義の起原 3――全体主義【新版】』
ハンナ・アーレント（著）大久保 和郎・大島 かおり（翻訳）、みすず書房、2017

『ハンナ・アーレント『全体主義の起原』（100 分 de 名著）』
仲正昌樹、ＮＨＫ出版、2017

『戦争と農業』藤原辰史、集英社、2017

『障害者の安楽死計画とホロコースト――ナチスの忘れ去られた犯罪』
スザンヌ ・Ｅ・エヴァンス（著）黒田学・清水貞夫（監訳）、クリエイツかもがわ、2017

『【増補新装版】優生保護法が犯した罪――子どもをもつことを奪われた人々の証言』
優生手術に対する謝罪を求める会（編集）、現代書館、2018

■著者紹介

藤井克徳（ふじい・かつのり）

日本障害者協議会代表、日本障害フォーラム副代表、きょうされん専務理事、ワーカビリティー・アジア（障害者の就労分野のアジアネットワーク）代表、公益財団法人日本精神衛生会理事、公益財団法人ヤマト福祉財団評議員、精神保健福祉士

1949年福井市生まれ。青森県立盲学校高等部専攻科卒業。1982年都立小平養護学校教諭退職。養護学校在職中の1974年にあさやけ作業所設置に参加、同じく1977年に共同作業所全国連絡会（現・きょうされん）結成に参加（結成時から現在まできょうされん役員）。1982～1994年あさやけ第2作業所所長。1994～2003年埼玉大学教育学部非常勤講師（兼職）。2010～2014年内閣府障がい者制度改革推進会議議長代理・障害者政策委員会委員長代理。2014年国連障害者権利条約締約国会議日本政府代表団顧問。2012年国連アジア太平洋経済社会委員会（ESCAP）チャンピオン賞（障害者の権利擁護推進）受賞。

著書に『精神障害者のリハビリテーションと福祉』（共著）1999年・中央法規出版、『見えないけれど観えるもの』2010年・やどかり出版、『私たち抜きに私たちのことをきめないで―障害者権利条約の軌跡と本質』2014年・やどかり出版、『えほん障害者権利条約』2015年・汐文社、『生きたかった―相模原障害者殺傷事件が問いかけるもの』（共著）2016年・大月書店、『障害者をしめ出す社会は弱くもろい』2017年・全国障害者問題研究会出版部など。

■執筆協力

ベティーナ・ポスト‐小林（通訳　ドイツ在住）
村井晶子（NHK文化福祉番組部チーフプロデューサー）
荒木　薫（NPO法人日本障害者協議会事務局長）
原田　潔（公益財団法人日本障害者リハビリテーション協会企画課長）
斎藤なを子（きょうされん副理事長）
坂下　共（きょうされん事務局次長）

装丁　　　後藤葉子（森デザイン室）
組版　　　shima.

わたしで最後にして
ナチスの障害者虐殺と優生思想

2018年9月1日　第1刷発行
2020年2月25日　第4刷発行

著　者　藤井克徳
発行者　上野良治
発行所　合同出版株式会社
東京都千代田区神田神保町1-44
郵便番号　101-0051
電話　03（3294）3506
FAX　03（3294）3509
振替　00180-9-65422
ホームページ　http://www.godo-shuppan.co.jp/
印刷・製本　株式会社シナノ

■刊行図書リストを無料進呈いたします。
■落丁乱丁の際はお取り換えいたします。

ISBN978-4-7726-1358-3　NDC360　216×151